真健康

HEALTH

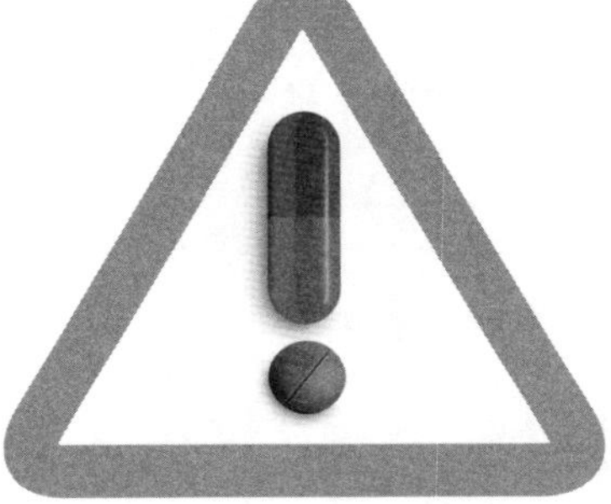

90%的藥都不能吃

一生、「薬がいらない体」のつくり方

日本權威名醫教你打造一輩子不必吃藥的身體

岡本裕醫師
OKAMOTO YUTAKA 羊恩媺 譯

前言——

打造「健康長壽的身體」的最大祕訣

「總覺得身體不是很舒服……」

這種時候，該怎麼辦呢？

只要聽了各位讀者的回答，我就可以大概知道你是屬於「健康長壽」的人，還是「不健康短命」的人。

回答「馬上吃藥」的人要特別小心了。在身體不舒服的時候試圖仰賴藥物的人，「健康長壽」的可能性非常低。

為什麼呢？

原因其實非常單純。

因為藥物不但有損你的健康，更不會增進你的健康。

也就是說，打造「不仰賴藥物的身體」＝「不需要藥物的身體」，才是讓「健康長壽」成真的最大重點。

「不需要藥物的身體」換一個說法，就是「免疫力（自我治癒力）強的身體」。

只要打造了這樣的身體，正在吃藥的人就可以立刻和藥物說再見。而沒有在吃藥的人，則是一輩子都可以度過「和藥物無緣的人生」。

我都會定期造訪老人之家。

在那裡，我深深的感覺到長壽的人、永遠容光煥發且健康的人之中，沒有一個是大量服用藥物的。

相反的，開口閉口都是身體不舒服、臉色不好、明顯地不健康的人，出乎意料地卻都是為了後半輩子的健康而吃了「大量藥物」。

讓我開門見山地說吧，長壽的人並不是因為身體強壯才能長壽，而是因為他們只服用了最低限度的藥物，才能長命百歲。

相反的，在很多案例之中，也有因為過度服用超乎必要的藥物而導致健康壽命減縮的。

吃藥確實能讓不舒服的症狀立刻消失。

但是，即使藥物消除了眼前的症狀，以結果來說，還是會降低身體的免疫力。

阻礙身體原本的力量，就是藥物最恐怖的地方。

正因為如此，打造「不需要藥物的身體」，也就是「免疫力強的身體」，才是「健康長壽」不可或缺的。

本書除了將實際的「停藥方法」介紹給現在正在服藥的讀者之外，還收集了「自我提升免疫力的簡單方法」。

內容並不艱深，各位讀者大可不用傷腦筋。

舉例來說，「指甲按摩兩分鐘」這個方法可能就會簡單得令各位讀者驚訝，不過這卻是提高免疫力最省事的方法之一。

指尖匯集了「自律神經的穴道」，只要刺激這個部位，就可以調整自律神經的平衡，自行提升免疫力。

將這種「提升免疫力的方法」變成習慣，就是打造「一輩子不需要藥物的身體」，也是「健康長壽的身體」的最大祕訣。

請你一定要持續增強身體本身具有的免疫力。

岡本裕

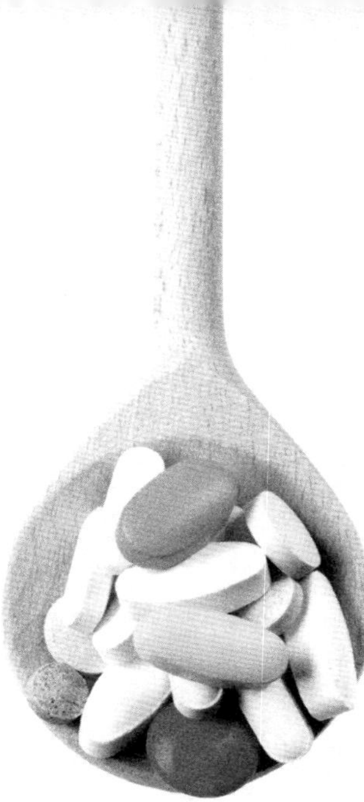

——敬告——

所有事物都有例外，本書以淺顯易懂為優先考量，
內容皆在深刻了解、少數例外的情況下撰寫，
倘若各位讀者能明白這一點，我會非常高興的。

・目錄・

第二章 從今天開始打造「不需要藥物的身體」！

第三章

實踐！開始「不依靠醫生」的生活

第四章

不需要醫生，就能自行治療九成疾病！

第五章 去醫院之前，你必須先知道「這個」！

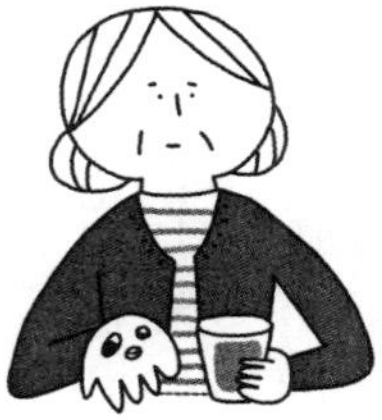

第一章

正因為「身體不需要藥物」，才能健康長壽！

今後絕對需要「不必吃藥的身體」！

如果有一天，法律突然修改，禁止所有藥物的販售和服用的話？

當然，這是絕對不可能發生的誇張例子，「萬一」這個事態真的發生了，一定有很多人會很困擾，政府應該也會大受各方撻伐吧。

然而，就算這種狀況真的發生了，或許實際上並非完全不好。

反過來說，甚至有很多人會因此變得非常開心。諷刺的就是，因為沒有藥物而得到幸福的人，事實上遠比因此而困擾的人來得多。

比起存在著藥物和醫生的社會，沒有藥物和醫生的社會之中，生病和英年早逝的人數將會壓倒性地減少。

我也算是一個小小的醫生，所以在極少的時候，我還是得開藥方。而我這種身分的人竟然說出：「藥物和醫生不存在比較好……」各位讀者們應該會很吃驚吧。

但是上自醫院，下至製藥公司，接觸了整個醫療界的現狀之後，我不得不變得悲觀而懷有自虐性的想法。

一九九八年十月，全世界的醫療界受到了莫大的衝擊。這是在醫療界非常有名的事件，以「世界醫療最先進國」為目標的美國，每年竟然有大約十萬個沒病、沒痛的人因為藥物的副作用——死亡——這個無比驚人的事實浮上了檯面。

自一九九四開始，一年來，美國開出了三億筆藥物處方。當中其實有兩百萬人因為副作用而住院，並且有十萬人因此而死亡。

十萬人這個人數在死因排名之中，是緊接在「心臟病」、「癌症」、「腦中風」之後，「堂堂擠進第四名」的可怕數字。也就是說，美國國民的第四大死因不是疾病也不是意外，而是單純的「藥物副作用」。

以最先進醫療為傲的美國，怎麼會有這麼不合理的事？有好一陣子，這樣的議論在醫療界掀起了漩渦，可是不知道為什麼，現在都平息了，甚至到了今天，這種議論彷彿不曾存在過。

大幅提高「健康長壽機率」的方法

說到底，「服用藥物」究竟是怎麼一回事？

由於藥物已經滲透進人們的生活之中，各位讀者可能從來沒想過這個問題吧。

我們的體內經常出現化學反應，服用藥物就是為了產生某些作用，改變化學反應的流向，比方說停止某些體內的化學反應，或是反過來促進某些化學反應。

讓我用河川來打比方，如果潺潺流動的河川突然在什麼地方被阻斷，或是流向被改變，會變成怎麼樣？

當然，阻斷和改變流向應該都是有某種目的的，所以大概會先不辜負期待地達到目的。然而，可能發生的變化並不是只有一如期待的效果而已。

改變河川的流向，會讓河川的上游和下游都為之變貌。而且，改變的不只是河川的流向，舉例來說，那個流域的生態經常都會隨之出現巨幅的轉變。

人類的身體也是一樣的。

換句話說，光是服用一種藥物，光是為了得到那唯一的效果，全身上下都有可能會不自然地變形。

這是多麼危險的事啊。

為了不因藥物的副作用致死，各位讀者首先該做的，就是將你心中的迷思：「藥物＝安全的好東西」，改寫為「藥物＝危險的壞東西」。

僅僅是這樣，應該就能讓各位讀者健康長壽的機率大幅提高了。

讓我一針見血地說吧，「藥物」就是「毒物」！

「藥物」和「毒物」並不是反義詞，而是同義詞。

我們醫生會開藥，但是並不代表我們全面肯定藥物。說得好聽一點，開藥就是「以毒攻毒」這種非常危險的走鋼索行為。說實話，這是「不得已的處方」。

不過話雖如此，要說「藥物」就是「毒物」，不僅太過直接，連這麼說的我都會覺得害怕。但是為了讓大家對藥物真的是「好東西」這個印象存疑，我只是巧妙地將「藥物」換成「毒物」而已。

不管是過去還是現在，我都不曾見過說「長壽的祕訣就是藥物」的老年人。真正長壽的人們之中，我也從來沒看過服用大量藥物的。

為了不讓各位讀者誤解，我必須把話說在前頭，那些人們並不是因為本來身體就很強健才會長壽，而是因為他們只有在真正必要的時候，才服用最低限度的藥物。

反過來說，英年早逝的人也不是全都因為身體虛弱才會英年早逝。甚至有很多案例是因為過量攝取沒效用的藥物＝毒藥，才導致原本應該活更久的人提早死亡。

認識「靈丹之藥」和「毒藥之藥」

我只不過是陳述事實而已。

雖然我從本書的一開始就不斷地批評藥物，但是我並沒有惡意。當然，我跟製藥公司也沒有仇。

另外，不知道是因為道義感強烈還是人品高潔，幾乎所有的醫生都不會想要把這個惡劣的事實直接說出來。

媒體也由於立場的關係，不得不尊重贊助商，所以它們也不願意道出真相。藥物的廣告很多，因此我們也知道製藥公司是巨大的贊助商團體。

那麼，事實該由誰來說呢？

從患者（消費者）的角度來看，有時候還是需要陳述事實的代言人吧？在本書中，我就擔下了這個任務。

不過我也必須先說明，只有極少數的善良醫生會在治療患者時盡量不使用藥物。

這種特立獨行的醫生非常了解藥物是兩面刃，所以只會在「情非得已」的時候，才開必要性最低限度的藥方。

而且，他們會在觀察服藥效果的過程之後，細膩地增減藥量。當然，適當的時候來臨，他們絕對不會忘記立刻請患者停藥。

這才是醫生該有的態度。

每個人的身體差距甚遠，無論是多了不起的名醫都沒辦法百分之百地事先預測藥物的效果和副作用。由於無法預測藥物引發的作用，開藥對於醫生來說，就像是賭博一樣。

舉例來說，醫院的初診病歷單上一定會詢問有無「藥物過敏」的項目。確實，過去曾經引起過敏的藥物再引發過敏的可能性很高，所以這個詢問項目可說是相當有用。

相反的，再次服用之前吃了都沒出問題的藥物是否安全，那可就說不準了。之前服用了沒問題，這次服了卻沒效的案例也所在多有。因此，開藥和賭博是很相近的。

再讓我重複一次，藥物是毒物。在懂得善加使用的專家（醫生或是藥劑師）掌控下，這種危險的東西才能成為發揮真正功效的「好東西」。也就是說，藥物變成「好東西」的時刻，本來就是非常有限。

我來舉一個典型例子。

比方說類固醇。在社會上，這種藥物嚴重被視為壞東西，但是類固醇卻是在必要時刻能夠救人一命的少數藥物。

像支氣管氣喘的疾病，平常幾乎不會有症狀，所以大家也不會覺得這是一種嚴重疾病。

然而，這種疾病一旦發作，常會出現嚴重發炎反應，導致支氣管封閉，幾乎完全無法呼吸。如果放著不管，就會致死。

蕎麥過敏也是非常危險的疾病。對蕎麥過敏的人如果不小心吃了蕎麥麵，全身的血管就會突然擴張，導致血壓下降，陷入休克狀態。大部分的患者會連意識都失去，放任不管的話，丟掉小命也只是早晚的問題。

這兩種案例發生時，救護車能不能立刻趕過來為患者注射類固醇，就成為左右生死的關鍵了。倘若沒有類固醇這種藥，無論多偉大的名醫都救不活這些患者。

類固醇是能夠即速遏止發炎反應的妙藥，因為類固醇而救活一條命的人數，應該非常壯觀吧。

實際上在日本，光是因為支氣管氣喘發作而犧牲的人數，一年就大約有六千人之多，這是凌駕於交通事故死亡人數的數字。只要做妥適的處置，這些人應該都會得救才對。

也就是說，藥物之中還是有極少數屬於「絕對不能沒有的藥」。只不過，使用這些藥物必須非常謹慎，同時使用的範圍也極其有限。

藥物本來就是這樣的東西，絕對不是可以讓各位讀者毫無顧忌地經常服用的商品。

厲害的醫生「不開藥」

開幾種藥——光靠這一點，就可以輕易看出醫生的實力了。

不用仔細看處方內容，總之開很多藥的醫生，絕對沒有好醫生，這麼判斷絕對不會錯。

患者之中，也有很多人很感謝開很多藥的醫生，這真是絕大的誤會。事實恰恰相反，認真的醫生會費盡苦心看看如何減少處方中的藥量。

相反的，越是無能的醫生，越會開大量的藥。原因就在於他們沒有自信靠自己的能力治療患者，如果還有除此之外的理由，那只有單純地想賺錢了。

藥量會增加，就單單只是因為醫生依照患者說明的症狀數開藥，或是開出超過這個數量的藥物處方而已。

假使是這樣的話，不用輪到醫生，自動販賣機也做得到。而且自動販賣機一定更為精準。常言道：「等三個小時看三分鐘醫生。」換成自動販賣機的話，還只要配合症狀按按鈕就好了，根本不用等上三個小時。

這些都是黑色笑話，但我不得不說，大量開藥的醫生就是毫不動腦，只是配合症狀單純地一一添加藥物處方而已。

當然，感謝這種醫生的患者也有問題。就是怠忽職守的醫生和無知的患者才會造就了日本藥物過度氾濫的現狀。

沒有自信的醫生認為，只要開藥就平安無事了。

原因就在於，要是藥剛好起了效果正好，就算沒有什麼顯著效果，或是患者因為藥物的副作用而有些不適，也只要把錯推給藥物就好了。

醫生是配合患者的需求，而且進行的是放諸四海皆準的標準治療，也就是說，這是遵循上級指示的醫療行為，所以自己絕對不會因為出錯而受責備。

倘若醫生斗膽不開藥，建議患者靠自己的努力來提高自我治癒力的話，事情會演變成什麼樣子呢？

只要患者出現了一點點症狀，醫生就一定會被斥責：「就是因為你不給我開藥，狀況才會變差。」不僅會得到蒙古大夫的惡名，處理不當的話，搞不好還會被告上法院也說不定。

要是事態變成這樣就棘手了，所以看在醫生眼裡，還是依照患者的要求開藥比較安全。

這不是只有醫生自己的問題，而是關乎整個醫療界，因此我也不難理解他們的心情，只不過如果要將患者放在最優先考量，就不能睜一隻眼、閉一隻眼了。

各位讀者也一樣，只要自己或是家人去看了醫生，就請各位先數數看一天份處方中有多少種藥物。一旦處方藥物超過五種，就表示醫生對自己的能力沒有自信，可能有點危險。

就像我之前說過的，就算只開一種藥物處方，真的都需要相當大的勇氣。說不定在幾分鐘之後，就會引發嚴重的過敏，眼前的患者很有可能因此喪命。

與其要冒這種風險，難道沒有別的方法嗎？——會有這種想法也是天經地義的。幾乎所有的案例之中，都沒有必要冒著這種風險服藥，這就是我的信念。

只要一種藥就有可能引發這種反應的話，藥物種類越多，不只有藥物本身的作用，連藥物和藥物之間的作用都會變得複雜。換言之，藥物種類越多，風險就越高。

因此，各位讀者應該可以清楚了解，臉不紅氣不喘地開出大量藥物處方的醫生有多麼不負責任、多麼不為患者著想了吧。

令人愉悅的關係——好醫生會好好聽你說話

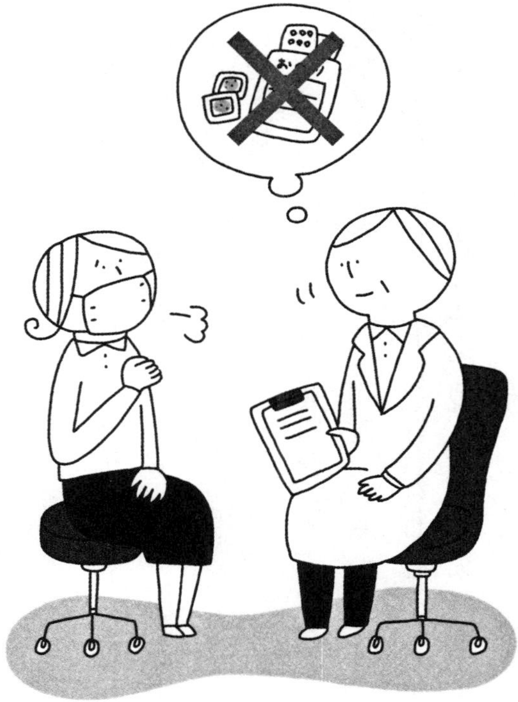

醫源病——患者絕對應該知道的事

各位讀者知道有一種名為「醫源病」的恐怖疾病嗎？

這種病指的就是患者因為去看醫生，或是服用醫生開的藥而罹患原本不會得到的疾病。舉例來說，本章開頭提到的美國藥害十萬人，確實是世界公認的醫源病犧牲者。

這真的很離譜，簡直就像超人反過來攻擊善良的市民一樣。但是，這種不合理的醫源病其實並不罕見，甚至可說是家常便飯。

實際的案例不勝枚舉，譬如在昭和四〇年代後期左右，只要感冒就會立刻被注射解熱劑。當時的注射並不像現在使用拋棄式針頭，而是用同一個針頭連續幫很多人注射。

其實從昭和二〇年代開始，大眾就已經知道重複使用相同針頭注射是很危險的事，但是政府卻沒有實施任何適切的做法。因此，好幾百萬人感染了現在突然成為問題的B型肝炎病毒、C型肝炎病毒。

當然，受到感染的人並不需要負責，可是因為輕易注射解熱劑而背負上沒必要的風險，仍舊是不容置喙的事實。

各位讀者熟知的「沙利竇邁（Thalidomide）事件」也一樣。沙利竇邁這種藥物原本是當作單純的安眠藥販售。然而，安眠藥沙利竇邁其實潛藏著導致胎兒畸形的嚴重副作用。

毫無過錯的孕婦偶然將沙利竇邁當作安眠藥服用，結果在誕生的超過三百名嬰兒身上，就出現了畸形這種令人同情的後遺症。

而且，其中的半數還是日本政府無視海外早已禁賣，一直遲遲不肯下令停賣下的受害者，全都是非常不合理的案例。

最後，犧牲的只有患者，治療的人幾乎毫無牽連，國家和製藥公司只是形式上地道歉，這就是醫源病大略的實際情況。

藥害源源不絕地重複發生，終究都是因為不管在什麼時代，政府都光說不練，從來沒把國民放在心上的緣故。

既然這樣，就只能靠自己保護自己了。只要改變自己的意識，不去看醫生、不依賴藥物而健康長壽也不是多麼困難的事。

「頭痛就吃頭痛藥」是治不好頭痛的

說到底，藥物究竟是為了什麼而存在的？

一言以蔽之，就是「搪塞」——無計可施時的應急處理。也有像我在前面介紹過的氣喘發作和蕎麥過敏一樣，靠著藥物來救活性命的案例，所以並不能說完全沒有存在價值。

只不過，我希望各位讀者好好想想的，是接下來的問題。

藥物真的可以治癒疾病嗎？

就讓我舉這個任誰都有過的經驗——頭痛，當作例子吧。

假使現在，你為嚴重的頭痛所苦，雖然只要忍耐一下，頭痛自然會平息，可是你實在無法忍受了，而且，如果還有一個重要的會議等著你去開……

這是在頭痛藥廣告中常用的狀況設定，只要在這個時候服用頭痛藥，就會立刻終止頭痛症狀。

然而嚴格說來，這只是終止了頭痛這個症狀，也就是「疼痛」，而不是治好了「頭痛本身」。

換句話說，只是用蓋子把「臭掉的東西」蓋起來，但是這個「臭掉的東西」本身還賴在你的身體裡。

我會說「服用藥物只是搪塞」的理由，就在這裡。

這樣的話，服用頭痛藥不就完全沒有意義了嗎？

——才不是。

以頭痛為首，「疼痛」這種症狀是很棘手的。就某種層面來說，我甚至懷疑疼痛是人類的敵人。就算知道疼痛症狀會自然平復，每個人都還是會想要趕快除去這種折磨人的不快症狀。

因此在少數時候，我想「頭痛就吃頭痛藥」還算「行得通」，不過經常服用就是另外一回事了。

原因就在於，即便只是微不足道的頭痛藥，經常服用也有可能引發癌症。

事實上，癌症患者之中，有不少人是大量服用頭痛藥（消炎鎮痛劑）的。就算不至於染上癌症，大量服用頭痛藥的人當中，負責免疫的細胞、淋巴球數量極度稀少的人數也非常多。

一旦想這樣無所顧忌地持續依賴頭痛藥，就有可能罹患任何一種疾病。

倘若只是經常服用頭痛藥，就有可能丟掉性命的話——沒有什麼事情會比這更不合理了吧？

在經常服用之前，先解決頭痛的肇因才是最重要的。

具體的方法我就留到後面再說，不過大部分的頭痛成因，都來自生活習慣。所以，幾乎所有的案例都只要稍微重新審視生活習慣，就能夠解決了。

「短期服用藥物」為鐵則

服用藥物伴隨著非常嚴重的風險。

看到這裡，我想各位讀者應該大概能夠了解了。

藥物並不會讓你更健康，而且還損及你的健康。

我這麼斷言，或許會讓很多人感到驚訝，但這是真的，所以各位讀者絕對不能經常服用。

「只是腸胃藥而已，沒關係吧……應該不會有害才對」，這種例外也是不行的。

的確，腸胃藥算是輕易被開為藥物處方的代表。可是，如果各位讀者知道接下來我要說的案例，從今以後大概就沒辦法毫不在意地服用腸胃藥了吧。

一名健康的七十八歲老爺爺到附近的開業醫生問診，說自己的腸胃有些不舒服。開業醫生診斷為急性胃炎，開了非常普通的腸胃藥（希每得定Cimetidine）給他。

沒想到從服藥的隔天起，他就開始胡言亂語，或是發出奇怪的聲音。周遭的人驚惶失措，以為是老年失智症出現了。但在停止服用之後，這些症狀就馬上消失，事情也在尚未釀成大害之前平息了。

「一旦服用新藥，沒有人知道會發生什麼事」——在醫生的世界中有這麼一句格言。因此開新藥當處方時，必須非常小心。

不過話說回來，為什麼「極其普通的腸胃藥」會引發這種狀況呢？各位或許很難相信，但這就是藥物可怕的地方。

希每得定（Cimetidine）（Ｈ２拮抗劑）當然是會在胃部起作用的藥物，可是實際上，這種藥物對頭部，也就是神經和精神也會造成影響。尤其是老年人，以及腎臟功能不良等解毒能力較弱的人，輕易服用的話，就會出現罕見的「精神錯亂」和「痙攣」症狀。

關於這些實情，政府大多不會公佈，開藥物處方的醫生也多半不太在乎風險。

可見就算只是區區的腸胃藥，藥物就是要務，絕對不能小看。

不過如果只是短期服藥，根據狀況不同，還是有益處多於害處的案例。**這就是藥物唯一的存在意義**。除此之外的案例都不出藥物＝毒物，不要服用。

正因為如此，就像我之前說過的，越有能力的醫生越不會開藥物處方。

只是，這種善良的醫生們往往都會被譏諷為「蒙古大夫」。原因就在於有非常多患者誤以為二話不說，大方地開一大堆藥的醫生才是「好醫生」。

「那個醫生都會照著我說的症狀，不管什麼藥都立刻開給我，真是個親切的好醫生啊！」像這種對藥物只有好印象的人，真的很令人頭痛。

所以，我才會更想大聲地重複強調藥物的功與過。

別漏看了身體開出的「黃牌」——便祕

便祕就服用瀉藥——這是天大的錯誤。

急性便祕是引發大腸癌和腸閉塞等大疾病的原因，慢性便祕則幾乎不會危及生命。

但是，出現便祕症狀本身就是問題了。

因為這是消化、吸收、排泄等等維持身體機能的重要過程不順暢的證據之一，絕對不可輕忽。

只不過，要是想用瀉藥來解決這個問題，就是天大的錯誤。

一言以蔽之，便祕就是腸管動作不充分而導致無法排出糞便的症狀。

要是用瀉藥簡單處理，腸管就會越來越不作用。這麼一來，瀉藥就會開始失效，患者便會增加藥量和藥物種類。藥量和藥物種類一旦增加，過了一陣子之後可能又會開始失效，腸管的不運作也會更加嚴重，因此藥物失效也只是時間早晚的問題而已。

在這種「週而復始」重複之下，就算患者服用了堆積如山的瀉藥，排便的頻率也只有每隔幾天一次，什麼用都沒有。

當患者依賴藥物，腸管就會忘記自行動作。腸管會重新認知：就算自己不動作，還是可以照樣排便。

當然，腸管的重新認知也可以套用在患者自己身上——「只要服用藥物就可以順暢排便，這樣也就好了吧」。

然而，在這種過程之中，不僅排便會越來越困難，要是這樣的狀態在某一天引發了重大的健康問題……這就沒辦法重新開始了。

確實，慢性便祕幾乎都不會危及患者的生命。

但是，從長遠的角度來看，便祕所導致的健康度（自我治癒力）降低，一定還是會關乎壽命的。也就是說，便祕就是身體開出的「什麼地方有點奇怪」的黃牌。

便祕的原因五花八門。可能有人是因為壓力，有人是源自不規律的生活節奏，有人是飲食生活出了問題，有人則是單純的運動不足。

重要的是，倘若放著這些原因不管，最後導致更嚴重的疾病的可能性就很高了。

各位讀者或許會覺得不過就是便祕而已。不過便祕算是一種指標，便祕會出現應該有其原因，身體便開出了黃牌，警告患者還是改善這個原因比較好。

有人會說：「我是便祕體質。」但是這種「體質」其實是不存在的。毫無疑問，便祕是生活習慣的結果，如果便祕症狀持續，患者就必須回頭檢視自己的生活習慣。

「幸福的身體」和「不幸的身體」之間，最大的差異

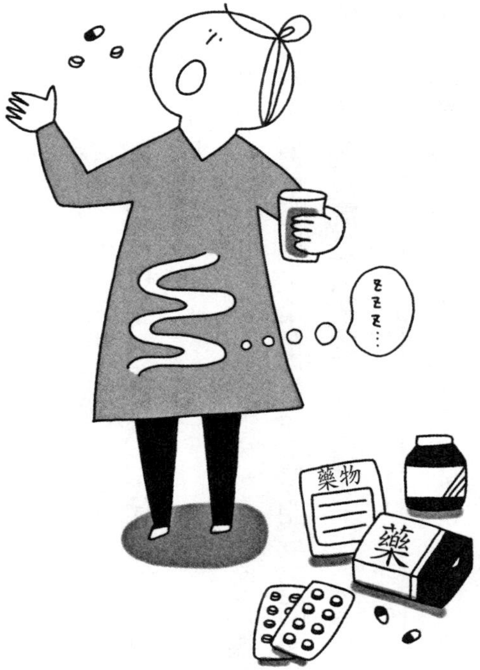

抗生素的驚人實情——「過度有效」

藥物是毒物，人類的「救世主」——抗生素也不例外。

有一陣子，大概是從一九七〇年代到一九八〇年代中葉，日本的抗生素生產量、消耗量都是全世界第一名。

不過到了現在，抗生素的生產量和消耗量的第一名寶座都讓給了中國，然而即便如此，日本人消耗的抗生素量仍舊不是開玩笑的。

就像我開頭寫的，抗生素可說是人類的「救世主」。

人類的歷史是和感染症（傳染病）的抗爭，也就是和細菌等微生物的抗爭。鼠疫、梅毒、結核病、肺炎……等細菌造成的疾病，在過去奪走了為數眾多的人們的性命。

可是到了現在，這些疾病全都不再是致死絕症。不用說，這就是抗生素的功勞。要說發現抗生素從根柢改變了人類的歷史，一點也不過分。

然而，這種抗生素和其他的藥物一樣，並不是只有令人感激涕零的功勞。常用抗生素反而會讓更強的菌，也就是讓終極武器抗生素也沒有效用的細菌產生，威脅人類。

抗甲氧苯青黴素金黃色葡萄球菌（ＭＲＳＡ）、抗萬古黴素腸球菌（ＶＲＥ）、多重抗藥綠膿桿菌（ＭＤＲＰ）等等，這種棘手的細菌不勝枚舉。

我們使用越多抗生素，這些細菌就會越發增加。

這也不是沒道理。不敵抗生素的「老實菌」會依序遭到淘汰，留下來的只有能跟抗生素分庭抗禮的細菌，會不斷增加也是理所當然的。抗生素另一個恐怖的地方就是非常「有效」，連體內必需的菌也會殺死。

我想各位讀者一旦服用抗生素，經常會覺得肚子不舒服，這就是因為腸內細菌也被殺死了。

剛才我提過，人類的歷史就是和微生物的抗爭，可是從另一個角度來看，人類也受到各種微生物的恩澤。

尤其是腸內，腸內就是帶來這些恩澤的大量微生物共生的場所，據說微生物的數量高達一百兆。

說到底，我們人類的歷史不過只有短短的四到五百萬年，反觀細菌等微生物的歷史，卻有四十多億年。光是發現抗生素就以為戰勝了和細菌之間的抗爭，不得不說是人類的自我滿足

直到最近，可以同時對抗各種細菌的抗生素還蔚為話題。可是這麼一來，服用越多抗生素，各種細菌共生的腸內環境就會被破壞殆盡，服用抗生素也對付不了的菌也會跟著漸漸增加。

從個人來說，免疫力（自我治癒力）會迅速變差，一旦引發用抗生素也殺不死的菌不斷蔓延，最後，我們只會自掘墳墓。

雖然抗生素被稱為人類的救世主，不過多服用還是沒什麼好事。不僅如此，還會帶來更大的災害。

「藥物是毒物」這個事實，在這個案例中也不會改變的。

不需要藥物的生活方式——「不勉強降低血壓」

一旦血壓升高，就不能不服用降血壓藥。

這已然成為最普遍的想法，事實上，你現在就診的醫生一定也會對你這麼說吧。

但是，這真的正確嗎？當然，假使收縮壓的數值持續超過兩百的話，可能還是稍微將血壓降下來一點比較好。

在限定期間內服用降血壓藥也無妨，但還是能夠在好好迴避壓力、改善生活習慣的同時，以自然的形式降低血壓最好。

說到憑據的話，我首先要指出的就是血壓上升並不是那麼恐怖的事態。換句話說，是身體因為某些理由而讓血壓升高的，所以沒有必要強迫將血壓降下來。

那麼，血壓為什麼會升高呢？

將氧氣和養分送往我們全身上下各個角落，以及排出二氧化碳和老廢物質，都是血液循環順暢的功勞。

倘若血管因為年齡增長等因素變細，要是壓迫血液流動的壓力不增強，血液循環就會變得不順暢。這是很單純的道理。也就是說，血壓上升是身體為了維持血液循環順暢所產生的現象。

那麼，如果在這種狀況下突然服用藥物把血壓降下來，會發生什麼狀況呢？

當然，血液循環（尤其是最重要的毛細血管的血液循環）會突然惡化。血液循環變差，體溫當然會下降，養分的吸收和老廢物質的排泄也會停滯，自我治癒力便跟著迅速低下。

這麼一來，對於一心想要改善血液循環的身體來說，只能說是太過分的處置。

我們的身體非常聰明，清楚知道只要全身的血液循環變差，健康度（自我治癒力）就會降低。正因為如此，身體才會專心致力於升高血壓，讓血液循環變好。

也就是說，服用降血壓藥物對身體來說，其實是「多管閒事」。

然而，全國上下的專家們還是堅稱「要把血壓降下來」。

具體來說，就是未滿六十五歲的人，收縮壓不能超過一百二十九，舒張壓不能低於八十四；六十五歲以上的人，收縮壓不能超過一百三十九，舒張壓不能低於八十九。這是「國際高血壓學會」的標準，還有ＷＨＯ撐腰背書。

可是，如果開了降血壓藥物給原本血壓就很高的老年人，急遽將血壓降至收縮壓一百三十九以下、舒張壓八十九以下的話，會怎麼樣呢？

想當然耳，全身的血液循環會突然變差、失去精神、食慾也會變差，還有的人可能會出現老年失智（認知症）的症狀。

不過要我來說，出現症狀也沒什麼好大驚小怪的。原本血壓很高，健康狀況也很好，但是卻突然被強制壓下來，會導致這種結果也是理所當然的。

的確，國際高血壓學會提出的標準也不是沒有根據。

其根據就是，「降低血壓，罹患心肌梗塞的機率會比較低」，確實是如此。

但是值得大家注意的是，這也只是「發病的機率」，而不是「死亡率」。我會這麼說，是因為要是沒有下述的但書，這個根據就不再公正了。

「不過，降低血壓會使死亡率（包含以癌症為首的所有死因）提高。」換言之，意思就是「降低血壓可以降低罹患心肌梗塞的機率，但是整體來說，反而會提高死亡的機率」。

我認為這簡直就跟詐騙沒兩樣，大家覺得呢？

就算血壓稍微升高了，也用不著害怕。我告訴患者的基準是：只要收縮壓維持在兩百以下，就可以想成「是身體在調整血液循環」。

不過，血壓會升高應該是有原因的，包含對壓力的處理在內，重新檢視生活習慣，靠自我努力讓血壓自然降低，才是不可或缺的。

戒掉「降低免疫力」的習慣

有資料指出，經常服用安眠藥的人，壽命會明顯減短。各位讀者或許會覺得很驚訝，不過仔細想想，這也是理所當然的道理。

經常服用安眠藥會導致淋巴球的機能低下。各位讀者可以將之想像為淋巴球「爛醉如泥的狀態」。淋巴球是負責免疫的細胞，因此和免疫力降低有關，以結果來說，壽命就會跟著減少。

在某個研究中也得到了這樣的結論：服用安眠藥「安神劑（Tranquilizer）」的男性死亡率增加了百分之三十一，女性則增加了百分之三十九。

近年來，為失眠而煩惱的人們似乎急遽增加，但是不過就是失眠，死不了的。雖說如此，還是得解決失眠的原因，不過只是服藥治標，是無法解決根本的問題的。

一旦依賴了安眠藥，必定會產生抗藥性，接下來就會更難入眠。這麼一來，失眠患者就會需要更多安眠藥，不然就是換用別的安眠藥，讓狀況更加嚴重。

如果情況惡化，說不定還得加上其他的藥物處方。

舉例來說，住在老人之家的老人當中，也有很多人被開了安眠藥服用。

但是，可以治療症狀的安眠藥少之又少，有大半的老人就算睡得好也會在半夜驚醒，也有一覺睡到隔天中午，反而打亂了一天二十四小時的節奏。

結果就會導致失眠的情況越發嚴重，就算服用安眠藥也沒有效果。這樣下去的話，就得在服用安眠藥的同時再加上鎮定劑了。

這麼一來，惡性循環不斷增長，最後患者變得形同廢人，其實是相當常見的最終結果。

這就是安眠藥，以及所有藥物可怕的地方。

當然，我也不是沒有睡不好的時候。但是，我從來不會試圖服用安眠藥。

原因就在於：因為職業的關係，我非常清楚安眠藥的恐怖之處。

「睡不著就吃安眠藥」乍看之下或許是最快的解決辦法，可是從長遠的眼光來看，實在不能說是聰明的選擇。

然而，最近不只有老年人，很多年輕人也開始為失眠所苦，經常服用安眠藥的人並不少。

仔細詢問之後，我發現好像有很多人之所以開始接觸安眠藥，都是在某種狀況的順便之下，比方說，感冒看醫生順便表示自己有失眠的情況，彷彿得到贈品一般拿到安眠藥的。

而且在一開始，患者只會在睡不著的時候偶爾服用安眠藥，可是服藥的頻率卻漸漸增加，陷入這種狀況的人也不少。

最近的安眠藥就是「有效」，所以真的很可怕。

知道了這樣的現狀之後，我也感到劇烈的憤怒。

說到底，最了解安眠藥的恐怖的人，應該就是醫生。但是醫生們卻輕易開安眠藥為處方，所以大量的安眠藥才會流入社會，讓「安眠藥癮患者」增加。

更嚴重的是，這樣輕易開出的安眠藥還被用於犯罪。其中，還有父母誇張地將安眠藥用於小孩，以方便自己外出。

從這個角度來看，輕易開出安眠藥當處方的醫生，根本可說和罪犯大同小異。

提高「身體自我治癒力」的方法

說了這麼多，各位讀者認為「生病就是要吃藥」的想法還是沒有消失嗎？

如果還有讀者這麼想的話，我想在這裡問一個問題：

健康，也要吃藥嗎？

答案就是「NO」，應該無庸置疑。

那麼，「未病」也要吃藥嗎？

這也是連想都不用想，答案就是「NO」。所謂的「未病」，指的就是在生病前夕，還可以靠自己的力量恢復健康的狀態。

也就是說，在「未病」的階段，是不需要服用藥物的。

倘若各位讀者能夠將這一點牢記在心裡，這本書的目的就順利地達成一半了。

假設你在健康診斷的時候，被醫生說有「代謝症候群」。很多人大概會想：「得趕快去看醫生、吃藥才行。」

然而，不能這樣囫圇吞棗。代謝症候群本來就不是「疾病」，而應該稱為「未病」。

說到底，「代謝症候群」這個聽起來很像疾病的複雜命名方式就不對了。換一種直接的方式來說，「代謝症候群」不過就是「單純的飲食過量＋運動不足」而已。

因為是「單純的飲食過量＋運動不足」，既不用去看醫生，也沒有必要吃藥。不去看醫生的話，罹患恐怖的「醫源病」的可能性就是零。

當然，雖說是「單純的飲食過量＋運動不足」，還是不能小覷。如果你一直放任不管、不去改善，未來還是有可能引發心肌梗塞、腦梗塞，或是癌症等危及生命的疾病。

那麼，該怎麼做才好呢？我想各位讀者應該已經知道了，靠自己消除「單純的飲食過量＋運動不足」的話，就能解決。如果跑去看醫生，還乖乖地吃藥的話，會怎麼樣呢？真的能治好代謝症候群嗎？

「舒服的習慣」和「不舒服的習慣」最大的差異

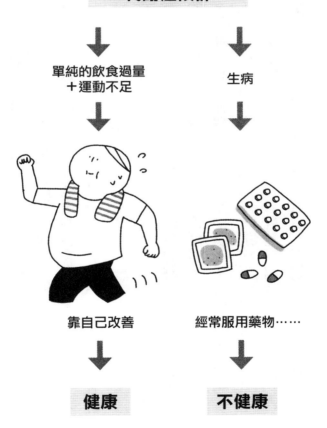

代謝症候群

↓

單純的飲食過量＋運動不足

↓

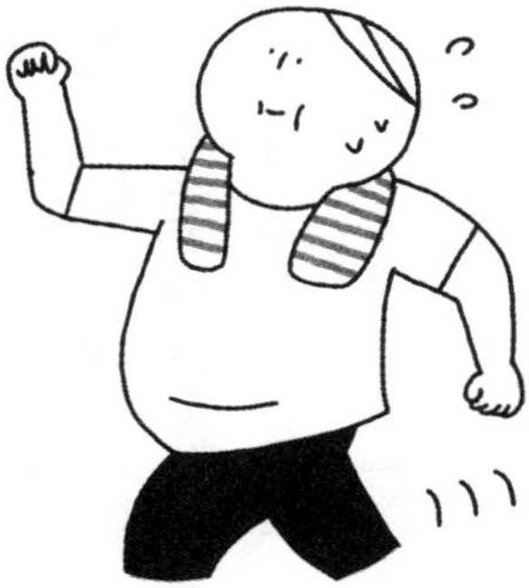

靠自己改善

↓

健康

↓

生病

↓

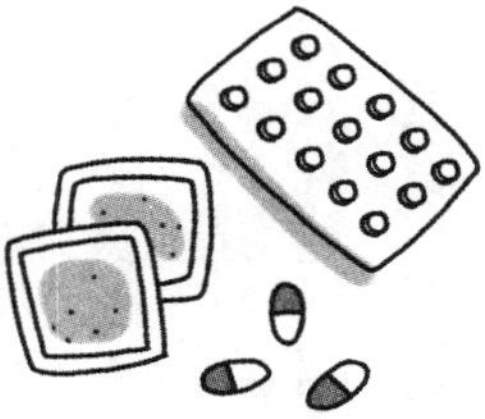

經常服用藥物……

↓

不健康

當然，檢查數值應該會立刻獲得改善吧。

可是，這真的代表「痊癒了」嗎？

這不過就是應急處理，掩蓋住根本的問題而已。

但因為檢查結果改善，你就會陷入痊癒的錯覺當中。

這麼一來，你就不會想要努力靠自己的力量解決「飲食過量＋運動不足」吧？畢竟就算不努力，也可以「靠吃藥治好」。

但是，就算短時間內的檢查結果都在標準值（正常值）內，檢查數值應該還是會漸漸升高。因為你放棄靠自己的努力解決「飲食過量＋運動不足」，你的身體也會放棄努力提高自我治癒力。

舉例來說，胰臟中有一種積極製造、分泌胰島素的「胰島細胞」。當主人——你不靠自己努力而完全依賴藥物，這些細胞也會覺得自己不努力也無所謂。這樣子的話，自我治癒力只會越降越低。

要是膽固醇的數值也很幸運地降低，其實可能還過低——你就會大意。

膽固醇過低其實也是很大的問題，假使大幅低於正常值，罹患癌症的可能性就會提高。

在完全不知道這些實情的狀態下勤吃藥，並因為膽固醇數值降低而沾沾自喜的同時，自我治癒力、免疫力都會迅速降低，最後染上癌症……這也是非常有可能發生的。

藥物就是毒物，不吃最好

「藥物」就是「毒物」。

這是不能服用藥物最大的原因，不過另外還有一個很重要的理由。那就是依賴的問題。

我在前面說過，經常服用頭痛藥可能會導致癌症。

某位癌症患者一開始的服用頻率只是一個月一次左右，然而服藥次數漸漸增加，等到患者發覺的時候，已經演變成幾乎每天都要吃藥了。

而且還不是每天吃一次，而是三次，根據狀況不同，有時候還會更頻繁地服用頭痛藥，下述這段話就是引用自那位患者：

「吃了頭痛藥之後，頭痛立刻就會消失，我也就沒想太多。」

「但是漸漸的，就算沒有頭痛，我也會無意識地吃頭痛藥，莫名地覺得這樣頭腦會比較清楚，我也就越來越離不開頭痛藥了。」

就這樣，等到患者注意到的時候，已經服用頭痛藥十幾年，完全陷入「頭痛藥上癮」狀態。

如果只是一個月服用一次，副作用和依賴心態應該都不會太嚴重。期間只要留心改善生活習慣，研究根治頭痛的方法，說不定就可以免於罹患癌症了。

只求消除疼痛，卻讓淋巴球就這樣被藥物吞噬，這就是根本的問題所在。

一開始只是偶爾服用藥物，接著漸漸地頻繁服用，最後無法擺脫——這種案例絕對不罕見。

幾乎所有的人一開始都會好好遵循理論，限定服藥期間。可是，因為主治醫生也輕易開藥，患者便慢慢地開始依賴，最後變成得經常服用藥物了。

總而言之，藥物是魔物。不只有身體，連心靈都會被俘虜，要說是「毒品」也不為過吧。

因此，絕對不要輕易服用藥物，如此才能保護自己。

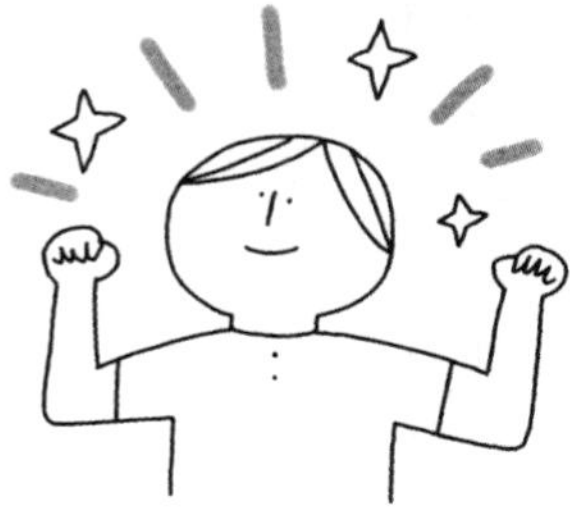

第二章

從今天開始打造「不需要藥物的身體」！

盡早讓身體恢復自然狀態

患者：「我很注意自己的健康，所以都會好好吃藥。」

我：「？？？」

這不是搞笑劇，也不是開玩笑，而是實際上經常出現的對話。

近來，「自己的健康靠自己顧」這種「自我醫療」蔚為風尚。在藥物當道的時代，當醫生的我除了感受到時代的潮流，實在無法苟同這種趨勢。

追求健康我並沒有意見，只是在這些自我醫療的人們當中，經常服用藥物的人出乎意料地多。

開頭那段如同笑話一般的對話，因此經常出現在我和患者之間。

確實，平常很注意飲食，也會運動，對於健康法有獨特見解的人很多，然而令人意外的是，他們卻能容忍經常服用藥物。

說實話，追求健康和常用藥物根本就是不相容的。因為增強自我治癒力這種追求健康的目標，和經常服用降低自我治癒力的藥物，根本就是完全相反的東西。

他們或許想要提升自己的健康度，不過卻壓根兒沒有察覺自己的舉動卻恰恰相反。

現在坊間充斥著名為「○○式健康法」，強調「只要這麼做」、「只要吃了這個」就可以變得健康。對於消費者來說，這些東西好像真的非常方便。可是，絕對不可能有這麼好康的事。

如果硬要舉出確實的「健康法」，只有一個。

那就是我強調了無數次、不停地重複叮嚀的重點，先趕緊看清藥物的真面目。換句話說，就是盡早打造「不需要藥物的身體」，讓身體恢復自然狀態，才是最確實的健康法。

現在，就讓我來具體介紹一下今後該如何打造「不需要藥物的身體」吧。

1 讓你不再需要藥物的身體運動法

2 讓你不再需要藥物的飲食方式

3 讓你不再需要藥物的睡眠方式

4 讓你不再需要藥物的壓力處理法

我會依照這四個重點，依序說明。

經常運動的癌症患者，痊癒較快

運動不足是萬病的根源。

仔細想想，人也是「動物」的一種，所以如果不照字面一般運動，就會出現問題。而人類這幾十年來運動不足的狀態，也是未曾有過的。以前就算百般不願意，不勞動身體就沒辦法生活，但這幾十年來生活的便利猛然向我們襲來，讓我們一舉陷入運動不足的狀態。

神明大概也沒有想像過這麼少走路、這麼少動身體的人類吧。這麼嚴重的運動不足對我們的身體來說，是「意料外」的事，所以才會無法應對。

因此，運動不足會為我們的身體帶來各式各樣的問題。

在癌症患者身上，運動不足的影響會出現更顯著的差異，經常運動的癌症患者和不太愛運動的癌症患者相比，治療明顯地快許多，治癒後觀察狀況也非常好。

常言道：「多吃、多動、睡得好，癌症患者就不會死。」真的就是這樣。運動可以增強免疫力、自我治癒力，促進治癒。在大約十到二十年前，生病的人需要好好靜養，但是現在已經完全不同了。

基本上來說，是「白天運動」配上「晚上好好讓身體休息」——也就是說，就算是癌症患者，日夜都得靜養這種認知已經是過去的事了。

不只有癌症患者，運動可以增強免疫力，對於恢復或是維持健康都有非常大的效果，這也是不容置喙的。

另外，運動不足也會影響精神。

擔任公司醫生的時候，經常有人因為憂鬱症來找我求診。

憂鬱症患者大概都不太想運動，而且還有輕易依賴藥物的傾向。很多人在嘗試各種藥物的同時，也期待能夠找到適合自己的藥物，因而非常勤快地服藥。

我總是會一邊告訴患者經常服用抗憂鬱症藥物和抗焦慮劑對身體不好，一邊建議他們運動。但是，他們本來就對運動抱持著消極態度，所以用一般方法實在很難成功。

「情緒低落，實在提不起勁運動。」他們其實是想要痊癒，只不過明顯地沒有自信而已。

說到底，醫生的使命並不是開藥方，而是先讓患者有自信，恢復健康。這很難達成，不過要是信念歪曲，就無力回天了

「是不是因為沒有運動才會覺得情緒低落呢？」我會溫和地這麼反問。

患者討厭累人的運動，所以沒辦法突然養成運動的習慣。可是，我還是捺著性子不斷告訴患者運動的益處，患者便漸漸地開始運動了。

像這樣養成一點一點運動的習慣，就等於克服難關了。

實際感受到身體變輕、周遭的景色變得明亮等症狀的改善，患者就會更積極地運動。

或許也是因為患者對於靠自己的力量改善症狀因而更有自信的緣故吧。這樣子的話，接下來就不太困難了，可以明顯看出患者的症狀逐漸改善。

好。

健康會因為某種原因陷入惡性循環，漸漸加速，然後越發惡化。

不過反之亦然，惡性循環也可能在某個契機下改善，漸漸加速變好。

運動就是適用於加速這種良性循環的小小契機。

三十次深呼吸，簡單增強免疫力

運動不足顯然會讓壽命縮短，這樣的報告多得令人厭煩。這就代表各位讀者應該犧牲一點，養成在白天運動的習慣。話雖如此，我並不是要求各位讀者去跑馬拉松或是去健身房這種高難度的事。

說「習慣」，聽起來可能有點誇張，不過就是要各位讀者養成在想到的時候動動身體的「癖好」而已。

舉例來說，在工作的休息時間利用腹部呼吸三十次。

就算只是養成這種癖好，也可以大幅改善運動不足。

腹部呼吸的方法如同下述：

1 挺直背脊，微微張開嘴巴。維持這個姿勢用嘴巴緩慢、長長地吐氣，同時讓腹部凹陷。

2 吐完氣之後，用鼻子自然地吸氣，同時讓腹部膨脹。

※刻意意識到 1 的「長長地吐氣」會更有效。

重複這兩個動作三十次，還沒習慣的時候，可能會有點吃力，不過一旦有了舒服的感覺，應該就會漸漸養成癖好了，這個「實際感受到舒服的感覺」是最重要的。

原因在於只要做完之後有舒服的感覺，自然就可以長久持續。

相反的，要是做完沒有任何放鬆舒服的感覺，不管是效果多好的運動，最後還是會無法持續。

有很多劇烈運動的健康法，都只風行了短暫的時間，大概就是因為如此吧。只要每天持續的做，應該可以看見顯著的效果。光靠理論或是口號，人們還是很難持續做下去。

「讓你不再需要藥物」的身體運動法❶
——腹部呼吸——

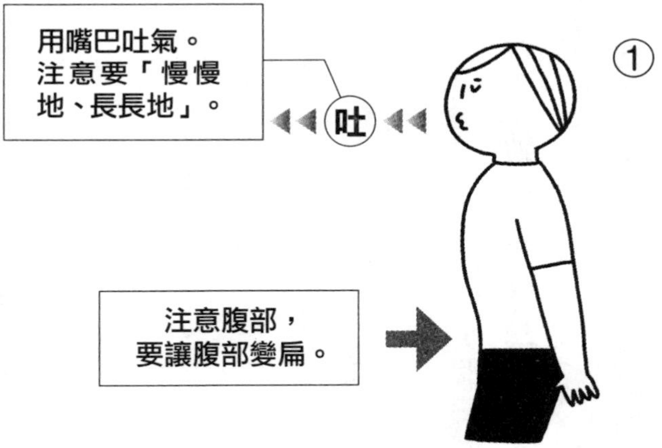
①
用嘴巴吐氣。
注意要「慢慢地、長長地」。
吐
注意腹部，
要讓腹部變扁。

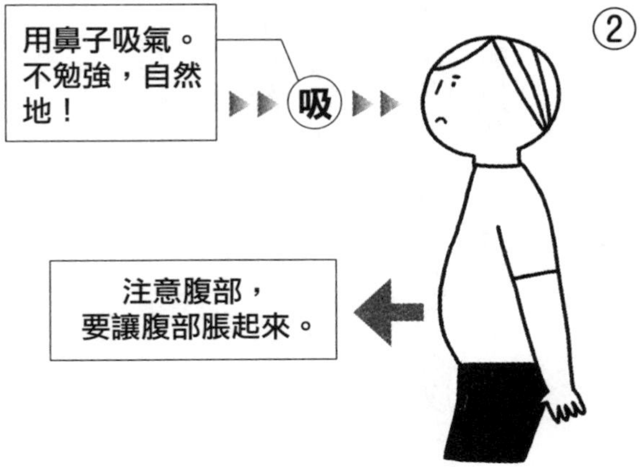
②
用鼻子吸氣。
不勉強，自然地！
吸
注意腹部，
要讓腹部脹起來。

利用零碎時間舒展筋骨，解決運動不足

雖然可以理解，但是真的要動起身體來，還是很累人。每個人都會這樣，所有事情最難的就是跨出第一步。

「不運動」當然不用說，「不想運動」也是根深柢固的問題。原因就在於，就算各位讀者知道運動對身體很好，但還是做不到，這個想法本身就會變成壓力。

一如我會在後面章節說到的，假使處理方法錯誤，壓力也會變成「萬病的根源」。運動甚至會成為壓力的肇因，所以運動不足才會被說成「萬病的根源」也說不定。

看來還是從盡量不要太辛苦、比較容易持久的運動開始比較好。

那麼，什麼樣的運動可以長久持續，卻又不辛苦呢？

只要花一點工夫、費一點心思，任誰都可以開始，而且一旦開始，

就可以心情愉快、感覺舒適地長久持續下去。

非常簡單，首先，請各位讀者利用家事和工作的休息時間，試著做做看下述的伸展運動。

1 不再向前彎腰＝反身後仰看著上方伸展
2 剪刀石頭布運動
3 伸懶腰
4 脖子伸展運動
5 後背伸展運動
6 三分鐘金雞獨立

只要這樣就好了。無論是誰，一定都可以從今天就開始做吧。

動物本來就會做出縮起身子的姿勢。

為了預防敵人的出現，所以要經常做好準備，這種狀態會讓主司「緊張」的「交感神經」處於優勢，我們人類也是一樣的。

「讓你不再需要藥物」的身體運動法❷
——伸展運動——

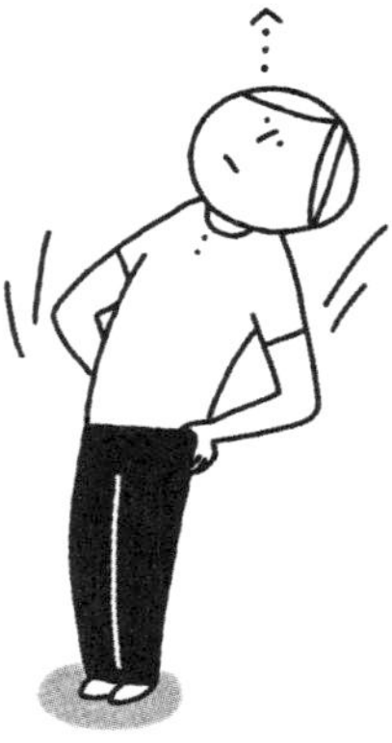

① **不再向前彎腰**
將後背「用力向後彎」，
看著上空。

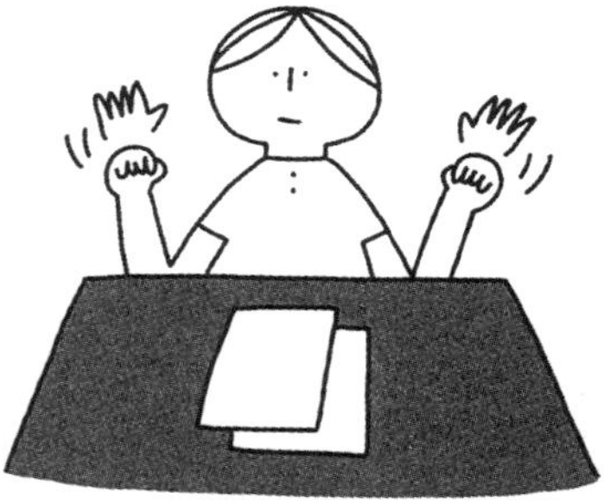

② **剪刀石頭布運動**
重複將手掌「用力
握緊→用力打開」。

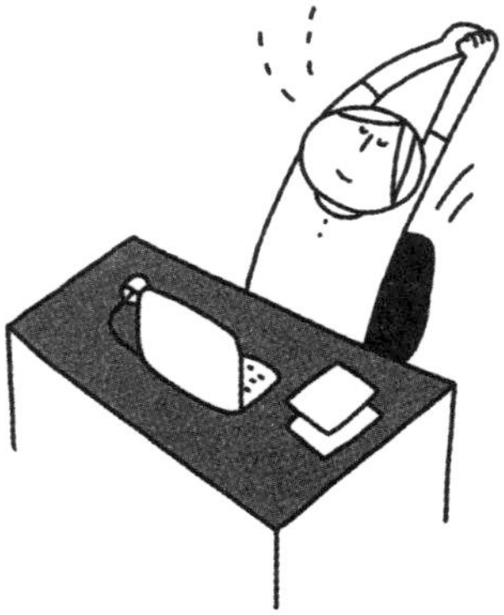

③ **伸懶腰**
感覺後背和手臂，
「舒服地伸懶腰」。

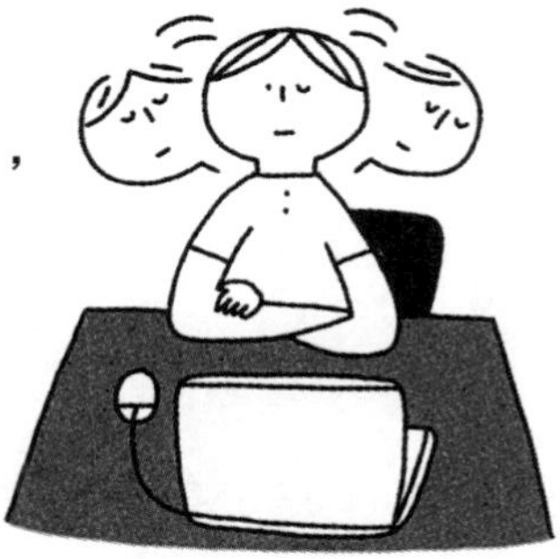

④ 脖子伸展運動
在「不痛的程度」下，
前後左右移動頭部。

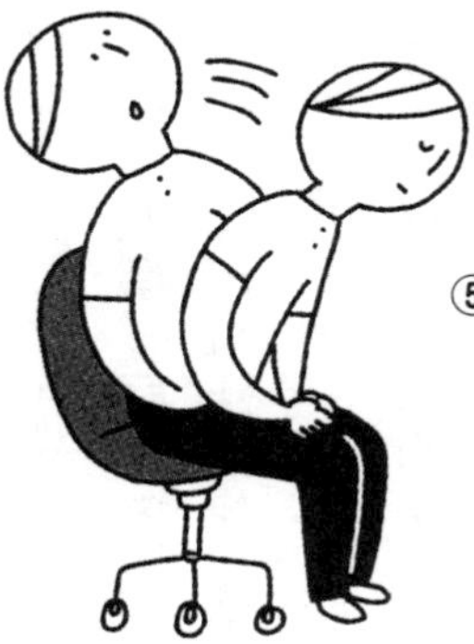

⑤ 後背伸展運動
注意「讓肩胛骨合併再打開」。

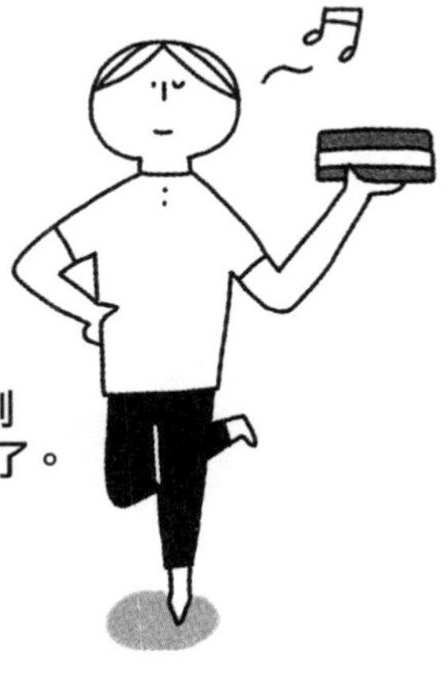

⑥ 三分鐘金雞獨立
踮腳站也可以。
三分鐘，讓足部感覺到
「舒服的疲累」就可以了。

因此，相反地，主司「放鬆」的「副交感神經」處於優勢的動作，也就是「伸展」、「後仰」這種動作，就是「讓心情愉快的身體運動方式」。

這麼做當然可以讓血液循環變好，體溫也會上升。這麼一來，自律神經的平衡也會獲得改善，最終的結果就會讓免疫力一舉增強。

運動這種說法或許本來就不好，說是盡量「活動身體」，或是「稍微散散步」，反而比較接近我想表達的。

「效率步行」的訣竅——看著天空走路

利用腹部呼吸和伸展運動得到了舒服的感覺之後，應該就會更想活動身體。

在這個時候，我希望各位讀者一定要試試看的，就是走路。

可能有人光聽到這個字就開始警戒了，不過不用擔心。如果你是了解舒服地活動身體的感覺的人，一定就可以持續做下去。

就算速度很慢，走路的時間也不用太長。不過大約是一個星期走三次，一次六千步，以時間來說的話，則是四十分鐘左右。

當然，如果這也讓各位讀者覺得很累，無法持續的話，就必須花點工夫了。

比方說，開始走路之前、在走路的途中，以及走完之後做伸展運動，就是很好的方法。

這也可以當成是暖身操，重點是各位讀者已經知道伸展運動很舒服了。同樣的道理，要把腹部呼吸加進來也可以。

另外，我在前一節提到的不再「向前彎腰」的意義也是這樣，一邊眺望著天空，一邊走路，也是非常舒適的。請各位讀者好好品嘗四季的空氣味道。

或者是到市中心去看看商店櫥窗，四十分鐘應該一眨眼過去了吧。

像這樣讓自己在不痛苦、不厭煩的同時，好好將「走路的癖好」加入生活之中就好了。

白天活動身體，其實對於提升睡眠品質非常有效。打造「不需要藥物的身體」的睡眠方式，我在後面的章節也會說明，但是在白天多活動身體，是帶來良好睡眠的重要祕訣。

我重複說過，義務性的運動、痛苦的運動都無法長久持續。

體會活動身體的快感和爽快的感覺，才是長久持續的訣竅。到達「不活動身體就不舒服」的程度時，應該就不可能再有運動不足的狀況了。

打造「不吃過量的身體」

古有云，「醫食同源」，或是「藥食同源」。

事實正是如此，只不過很可惜，現在坊間充斥著這麼多唾手可得的美味東西，要靠自己的力量節制飲食簡直比登天還難。

相反的，我想在各位讀者之中，應該幾乎沒有人有過接受醫生詳細地指導飲食的經驗，最多就是盡量不要攝取鹽分、盡量不要吃甜食、盡量少吃油炸食品吧。

其實不用說，在開藥之前更細密地進行飲食指導，才是對患者最好的。

可是這麼做的話，醫生就會面臨無法維持生計的嚴重問題。畢竟日本醫生目前的情況，是靠開藥、進行檢查獲取利益的。

這麼一來，為了得到「不需要藥物的身體」，就只能靠自己在飲食方式上費心思了。

關於飲食，說穿了，現代人就是「吃太多」。

本來，人類的歷史就是飢餓的歷史，所以應該還算能夠忍受飢餓，但是卻對於吃太飽毫無防備。人類從來沒有想過食物會超乎必要地多，無論是心理還是身體都不習慣飽餐。

對身體來說，飲食過量是明顯的不正常狀態。

只不過，由於心理也還沒習慣飽餐這個狀態，所以沒有辦法適度地抑制食慾。

對我們來說，「忍耐不吃現成的東西」，遠比「忍耐吃不到的東西」困難多了。說到底，抑制食慾對人類來說本來就是不自然的，所以減肥才會那麼困難。

然而，飲食過量的狀態是不能放任不管的。

飲食過量會造成胃灼熱、體重增加，而且並不只有這樣。

血壓、血糖值、尿酸值會上升，肝功能會跟著衰弱。這些狀況甚至還有可能導致心肌梗塞、腦中風、癌症。

再者，體重增加的附加問題就是膝蓋或是腰部疼痛，很難活動。壓力會因此而累積，讓患者的心情低落。

心情低落造成失眠，累積更多疲勞和壓力。而壓力累積又會讓患者食慾大增，「因為壓力而暴飲暴食」，這樣下去，患者就會陷入惡性循環之中。

飲食過量本來就是不自然的，所以持續下去就會讓身體的機能無法順暢運行。前述的不適症狀會接二連三地出現，最後患者便有可能罹患重大疾病。

飲食過量所導致的健康障礙之最，就是最近耳熟能詳的代謝症候群吧。與其說這種狀態是「疾病」，不如說是「未病」，但是放著不管，就會導致嚴重的疾病。

可是，如果試圖用藥物解決，就有可能讓事態變得更棘手——利用藥物控制數值的可怕，我在第一章已經寫過了。

因此，患者必須靠自己節制飲食，醫生一點也不可靠。

一週一次，不吃午餐

完全沒有辦法戰勝食慾的人類，如果想不再飲食過量，究竟該怎麼做才好呢？狠下決心減少每天的食量，並不是輕易能夠辦到的。

如果這麼做呢？

一星期不吃早餐和午餐兩次。

剛開始的時候，一星期一次也無妨。倘若午餐和早餐這兩餐都不吃太困難了，先不吃其中一餐亦可以。

不用上班的假日，也請各位讀者一定要試試看，重點就是空腹感和清爽感。如果有吃點心的習慣，就先從不吃點心開始吧。

這種程度的斷食並不會讓身體出毛病，我周遭有很多人實行這種斷食，也都沒有出現任何異狀。

其實，這就是我一天到晚推薦給病患們的「偶爾斷食，感覺也不錯」

療法。

下定決心減少食量就好了——像這種得靠耐力的話，誰也聽不進去。坊間甚至還有稍微胖一點反而能夠長壽的資料。

在這種情況下，即便各位讀者了解「吃太多不好」，還是會忍不住輸給食物的誘惑，這簡直就是家常便飯。

也就是說，很多人沒辦法靠忍耐或意志力長久持續減量飲食。

既然這樣的話，又該怎麼做才好呢？

剩下的方法只有一個。

當然不是藥物，而是讓各位讀者去體驗「不再飲食過量之後，身體變輕盈了」、「很舒服」的感覺了。

在這個前提下得出的療法，就是「偶爾覺得很清爽」療法。

就是去體驗身體變輕盈、頭腦清楚，或者是腸胃活性化等清爽的感覺。只要知道了這種感覺，各位讀者一定會覺得：「我再也不要飲食過量了」。

附帶一提，有非常多報告指出，斷食可以提升免疫力。

在某個研究中，還得到了斷食造成負責免疫的淋巴球增加的結論。在我們的診所裡也確認了這一點：持續一天攝取一千六百大卡的「節食」一個月之後，淋巴球毫無例外地增加了。另外，還有空腹的時候，頭腦會轉得比較快這個效果。

這大概是因為和飽腹狀態比起來，空腹狀態對人體來說比較自然的緣故吧。

空腹的時候，也就是所謂的非常時期，或是為了捕獲獵物而做準備的身體狀態，這時候人類的身心都會調整為能夠發揮本領的姿勢。

「不飲食過量」——身體會明顯變強壯

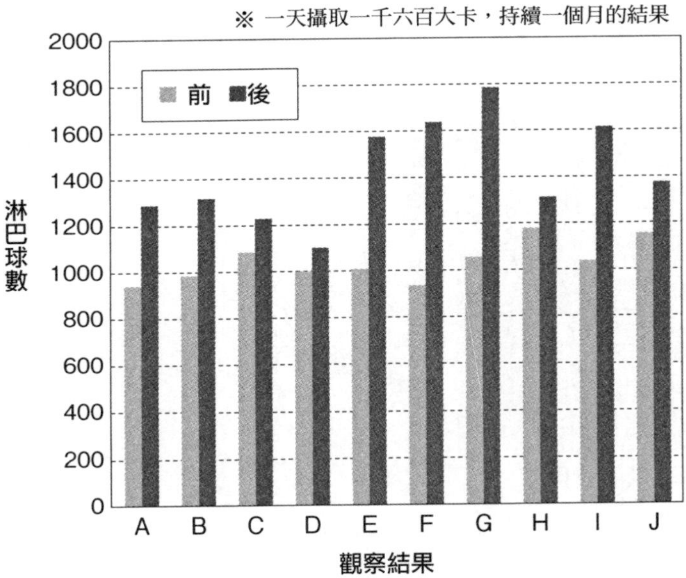

※ 一天攝取一千六百大卡，持續一個月的結果

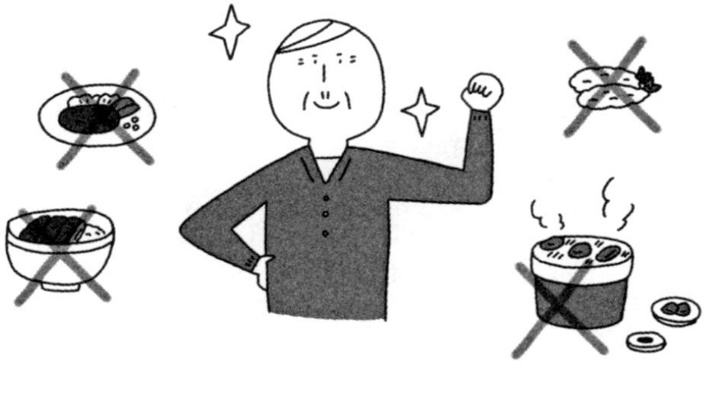

能解決身體不適的食物

就讓我來告訴各位停止日常飲食過量的最佳方法吧！

有一種在癌症治療上效果很棒的食物療法，名為「格森療法」，不過，這是相當刻苦的方法，所以我要推薦給各位讀者的是稍微放寬基準的格森療法，我將這個療法取名為「迷你格森療法」。

實踐這個「迷你格森療法」，體重就會迅速減輕。除了自然降低飲食攝取的卡路里之外，還會讓實踐者想要維持身體輕盈的狀態，所以最終得到的結果，就是不再飲食過量了。

這個療法是以和我們的診所感情很好的星野仁醫生所提倡的做法為基準，再加上我們自己的經驗而設計出來的。

實踐「迷你格森療法」的重點，就如同圖表中所示。

令人驚訝的「讓身體變輕盈」的飲食方式訣竅

建議積極攝取的食品

蔬菜／菇類／海藻／水果／玄米／全麥／魚類（白肉）／豆類／豆漿／綠茶／草本茶／優格（無糖／低脂肪）

建議避免攝取的食品

牛肉／豬肉／羊肉／雞肉／火腿／香腸／義大利蒜味香腸／牛奶／起司／冰淇淋／蛋（蛋黃）／美乃滋／沙拉醬／白米／白麵包／速食／漢堡類／可樂類／油炸食品／料理包食品／玉米油／紅花油／葵花油／酒精類

重點

大前提：「好吃，還想再吃！」

- 盡量注意「地域生產，地域消費」。
- 減少攝取鹽分、脂肪、糖分、酒精。
- 肉類、乳製品（無糖、低脂肪的優格除外）、加工食品都要盡量少吃。
- 不要吃太多。
- 積極攝取天然補給品、天然果菜汁。

各位讀者或許會覺得煞有介事，不過這其實一點都不困難。

順帶一提，坊間的「天然補給品」太多，我在這裡是怎麼樣也介紹不完的。不過簡單地將最重要的部分整理一下，我認為現代人特別需要的就是「綜合維他命」、「綜合礦物質」、「Omega-3 脂肪酸」、「維他命D」、「益生菌」這五種。

那麼，該攝取什麼樣的食品才好呢？

在「迷你格森療法」推崇的飲食全都是大家再熟悉不過的食材，因此應該很容易實踐吧。現在，我們的飲食幾乎完全洋化了，不過各位讀者只要把它想成所謂的「回歸原點」來執行就好了。

在我們的診所裡，也會推薦癌症患者實踐「迷你格森療法」。因為這是確保身體所需的營養的同時，還能避免卡路里攝取過量的理想飲食。

只不過，光說「總而言之，迷你格森療法就是很棒，請你一定要試試看」，幾乎所有人一定還是會在半途放棄。別說半途放棄了，有多少患者會願意試試看都很難說。

在這裡要強調的重點就是「舒服」。

事實上，照著「迷你格森療法」的方式用餐，身體會變得異常輕盈。之前感受到的莫名的身體不適，都可以消除得「一乾二淨」。

實際上，只要把「和之前比起來，身體會變得輕盈很多喔！」、「之前莫名的身體不適說不定都可以解決喔！」這些可以預測的「舒服感覺」告訴患者，很多人就會乖乖地開始實行了。

一旦開始，他們都會一直持續實行下去。

原因還是在於和之前的飲食習慣比起來，食物療法讓身體比較舒服。我的患者們最常掛在嘴邊的話，就是「清爽的感覺」。正如同他們所言，就是因為獲得了清新、清爽的感覺，才能長期持續下去。

讓身體不需要藥物的「熟睡訣竅」

「不需要藥物的身體」就是「睡得好的身體」。

失眠的人數年年增加，據說到了現在，已經有將近百分之十的國民經常服用安眠藥了。

在我的身邊，因為失眠而來訴苦的人也變多了，大家都是抱著能夠拿到安眠藥的期待來找我討論的，不過全都空手而回，幾乎沒有例外。

原因就是，對於抱著隨便的心態來找我討論的人，我都用一句「失眠死不了……不想睡覺就不要睡覺啊！」打發掉他們。

幾乎所有的失眠都像這樣，不是什麼了不起的煩惱。

當然，如果是因為忍耐疼痛而睡不著的案例，情況就不一樣了。

我在這裡說的，就只是沒有什麼妨礙睡眠的不舒服症狀，卻又睡不著的失眠。

不過話說回來，失眠雖然沒什麼了不起的，但是還是失眠，不能光用一句「沒什麼好煩惱的」解決。

理由就在於：和便祕一樣，失眠也是身體開出的黃牌。

因為情緒激動而睡不著、因為不安而睡不著，這些情形當然偶爾會出現。只是，如果經常失眠，就絕對不能放過了。應該有什麼明顯的原因，一定要找出來好好解決才行。

我們必須正確地治療失眠，而且只要有心治療，就算不吃藥也治得好。

依賴藥物可能可以暫時解決問題，可是失眠問題卻會因此變得更嚴重。等到失眠逐漸慢性化之後，就更難治癒了。

總而言之，藥物會妨礙治本。

因此患者要在不服用藥物的狀態下，稍微重新審視生活習慣。接著同時充實睡眠時間和品質，好克服失眠問題。

不管怎麼說，晚上好好睡覺是非常重要的。

可能有人會說這是廢話，不過說真的，你睡得好嗎？就算沒有失眠這種自覺症狀，也不見得代表睡得好。
重要的並不只有睡眠時間，睡眠的「品質」和睡眠的「節奏」也很重要。
所謂的睡眠，不只是單純的「休息」，其實還有更深的意義。維持身體必要的各種東西，會在我們失去意識的時候悄悄進行。
睡眠中，自律神經會從交感神經轉換到副交感神經，意思就是從緊張狀態轉換至放鬆狀態，以利進行荷爾蒙的分泌、淋巴球的修復等等動作。
也就是為了讓明天的你還能健康地過一天，睡眠時間就是提高自我治癒力的最佳時機。
你可能只是在床上休息，可是你的身體卻為了你明天的活動而徹夜努力工作，更遑論休息了。
然而，睡眠時間短、淺眠，或是睡眠的時機不對，好不容易可以進行的修復作業就無法完全了。
「就算今天晚上睡不著，也不過就是明天會睏一點而已。」

「要是因為太忙而睡眠不足，只要在週末補眠就好了。」

我想應該有很多人會有這樣的想法，可是事態並沒有這麼輕鬆、單純。對人體來說，睡眠是非常重要的工作，絕對沒有一分一秒的時間是浪費掉的，更沒有可以隨便削減的時間。

戒掉睡午覺！

晚上好好睡一覺的最佳辦法，各位覺得是什麼呢？很簡單，只要在白天活力十足地活動就好了。

其實，睡眠品質不好、抱怨失眠的人，多半都是白天不太活動的人。詢問之後，我發現還有不少人午睡超過一個小時。其中也有人把「因為晚上睡不著，所以白天就會忍不住睡午覺」當作藉口。

但是我看得出來，其實是因為身體在白天沒有活動，晚上才不需要休息太久。仔細想想，白天不活動，晚上睡不著，這個說法是相當合情合理的。

因此，為了確保良好的睡眠，白天有必要盡量活動身體，讓身體適度疲累。所以睡午覺應該儘可能避免。

只要讓自己在白天忙得沒辦法睡午覺，這麼一來，就可以逃離安眠藥的魔掌。

不過，一定也有患者這麼想：「不不不，我在白天也忙得沒時間睡午覺啊！到了晚上真的是累得精疲力竭，可是還是睡不著，要怎麼辦才好？」

這種時候，事情也沒有那麼困難。有這種問題的患者，其實就是「夜晚也是白天」。也就是說，就算到了晚上，感覺還是跟白天一樣。在白天佔優勢的交感神經仍舊保持優勢，令身心還處於激動狀態。

出現這種狀況的時候，先忘掉工作吃晚餐，放鬆心情洗個澡，讓身體暖和起來是最好的。患者也可以同時試著做做看下一章介紹的「熱冷水澡」和「小腿按摩」。

接下來，只要躺在床上閱讀和白天毫無關係的書，輪不到安眠藥出馬，患者應該就可以睡著了。

另外，或許各位讀者會覺得很意外，不過其實睡眠是和便祕息息相關的。從年輕人到老人，睡眠不正常的人：抱怨失眠的人、經常服用安眠藥的人、睡午覺的人、熬夜的人，有便祕問題的機率非常高。

因此，只要解決便祕問題，失眠問題就會跟著消失；只要解決失眠問題，便祕問題就會跟著消失。

消除便祕也絕對不能仰賴藥物。

便祕藥可怕的地方就如同前述，想要不吃藥治療便祕，就必須重新審視飲食生活和加強運動。只要實踐在本章中介紹的運動法和飲食方式，應該就可以自然地恢復通便順暢。

我來總結一下，首先，白天盡量地活動，以及消除便祕，才是從根本治療失眠的「特效藥」。

這麼一來，一定可以帶來晚上睡得好、白天沒煩惱的理想生活了。

「不反抗，也不服從」的壓力消除法

「壓力」、「疾病」和「藥物」三者之間，有不可切割的深切關係。生活習慣有了偏差、人際關係和工作上的問題等等不愉快的事情，這種壓力負擔慢性持續，自我治癒力就會降低，導致疾病。

所謂的疾病，以癌症為首，佔據最近所有疾病的慢性病，可以說都是壓力讓自我治癒力出現破綻所引發的，要說壓力本身就是疾病的原因，也無可厚非吧。

只不過，壓力也不全都是不好的。

意思就是說，壓力也是活力的來源。

本來，壓力指的就只是單純的「刺激」。如果改說成「施壓」，各位讀者或許比較能想像。

如果完全沒有施壓，可能什麼事情都會變得很無聊。可是施壓過強，則會帶來緊張，因而無法發揮自己的實力。

我們的身心無法單獨存在，和外界保持密切的關係，才能讓我們活下去。因為和外界有所接觸，自我會受到來自外界的各種影響和刺激，於是形成壓力。

在關聯程度恰到好處的時候，身心都很健康。一旦關聯程度變差了，身心也會出現問題。

只要可以和壓力打好關係，偶爾將壓力活用為舒服的施壓，忠於自我地活著，我想罹患疾病的機率就會大幅降低，人也會健康長壽。

當然，要是做得到這樣，就不用那麼辛苦了。

而且，你是不是覺得「如果是可以忍耐的小壓力，就忍下去」呢？其實這是天大的錯誤，實際上，「能夠忍耐」的壓力才真的很難纏。

相反的，我們也可以說大壓力比較好處理。原因就在於，壓力大的時候，自己很快就會無法忍受，只能不得不立刻改變想法或是生活習慣。

尤其是能忍的人、好人、責任感強烈的人更要非常小心。小小的壓力不斷累積，成為心中的陰影之後，生活習慣就會更加偏差，說不定還會引發疾病。

那麼，要好好和壓力打交道，同時將壓力轉化為活力的話，又該怎麼做才好呢？

我接下來要介紹的「面對壓力的方法」，全都是很多克服癌症的人告訴我的。

關鍵字就是下述三個。

1 NO
2 WANT
3 SO SO

第一個「NO」，指的就是在不喜歡的時候，清楚說：「NO」。

劈頭就說「NO」，是需要相當大的勇氣的，這股勇氣搞不好會變成壓力。可是，這種壓力只有一瞬間。相反的，強迫無法說「NO」的自己所得到的壓力，才是漫長而龐大的。

第二個關鍵字「WANT」，可以算是第一個「NO」的反面。不用說也知道，人類在做自己想做的事情時，壓力負擔是最小的。就算做的事情一樣，只要有不得不做（義務）或是被迫去做（強制）的感覺，壓力就會變大。

既然這樣，做想做的事情當然絕對是最好的。只要不受他人的評價，單靠自己的評價選擇自己的生存方式，「WANT」的生存方式看起來是不是就極其自然了呢？

至於第三個關鍵字「SO SO」，總而言之，就是「馬馬虎虎」的意思。社會和人生都不太能隨心所欲，這是正常的。在這樣的環境下，要是太過強行維持自我，會怎麼樣呢？那就是到處碰壁，做什麼事情都不順利。

所以「SO SO」是必要的。就算無法隨心所欲，也絕對要「不反抗」，但是，也絕對要「不服從」，在這樣的成熟應對下好好處理，才是「SO SO」的真意。

「NO」、「WANT」、「SO SO」——請各位讀者好好學會和壓力和平共處的心態。

「食量」和「壓力」成正比？

飲食和壓力之間，有緊密的關係。

舉例來說，人們常說的「暴飲暴食」，人類有為了逃避壓力而投奔飲食懷抱的傾向。壓力是飲食過量的一大原因，相信誰都可以接受吧。

在前面的章節中，我指出了現代人大多飲食過量了，而和壓力和平共處，則可說是戒掉飲食過量的一個強力手段。

人類熱中於某件事情的時候，交感神經便處於優勢。在交感神經處於優勢的時候，人類在生理上不會想吃東西。換句話說，就是感受不到空腹感。

埋頭苦幹某件事情，等到回過神來，才發現自己忘了吃飯——我想任何人都有這樣的經驗。

到目前為止，我說的順序都是「壓力↓飲食過量」、「壓力消除↓

解決飲食過量」，不過其實反之亦然。

也就是說，「解決飲食過量↓壓力消除」，這樣的順序也是行得通的。

我在前面提過，斷食會讓身體變輕盈，產生清爽的感覺。同時，壓力負擔也會相對地減輕。不光只是為解決飲食過量，為了消除壓力，我還是建議各位讀者「偶爾斷食」。

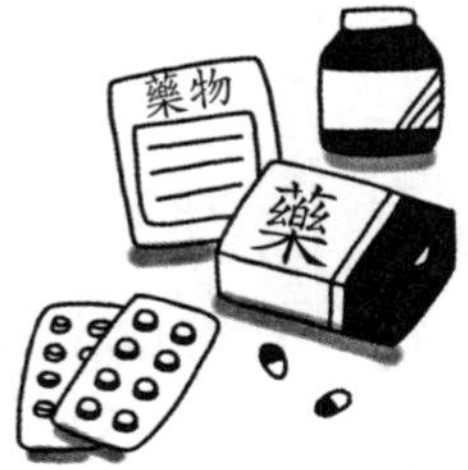

第三章

實踐！開始「不依靠醫生」的生活

要如何戒掉吃藥呢？

沒有什麼比不服用藥物（也就是毒物）更好的了。

將這本書看到這裡的讀者，我想已經不會有異議了。

問題是：理論我懂了，那麼實際上該如何戒掉吃藥呢？

其中，恐怕也有讀者認為「就算想要斷然戒掉吃藥，可是要是一不吃藥，身體反而變得更差的話怎麼辦」，內心對於不再服用藥物多少會感到恐懼。其實只要徹底了解本書的理論，我想這種心理排斥也會一掃而空。

更重要的是，停藥的時候會出現的問題是生理問題，也就是出現反彈，或是戒斷症狀。該如何避免症狀比之前還嚴重，是很重要的課題。

說穿了，應該要對從開藥到脫離藥物的所有一切負責的，本來就是開藥的主治醫生。

人生不健康，就不快樂！

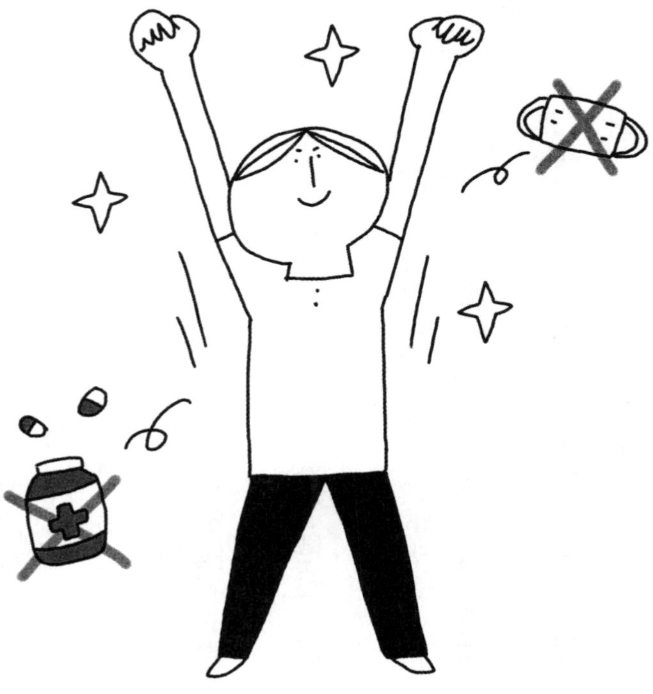

要是不想負這種責任，一開始就不應該開藥。

然而，很遺憾的是日本可能沒多少為患者著想到這種地步的醫生。

就像我從前面章節就開始提過的，明明症狀已經消失，檢查數值也回到標準值（正常值）了，還是不叫患者停藥的醫生並不在少數。

即便收縮壓降到一百 mmHg 以下了，還是照常開降血壓藥；明明血糖值已經遠遠低於一百 mg/dl 了，還是繼續開治療糖尿病的處方……這種醫生應該遍佈日本全國吧。

這些案例當然隨時都會危及性命，我不得不說這是確確實實的犯罪。

我經常造訪的老人之家之中，也有很多這種可憐的老人，被主治醫生拋棄，沉浸在藥物裡不知該如何是好。看見這些老人家，我就會一一讓他們和藥物斷絕關係。

我說過了，藥物本來的功用，基本上就是「暫時救急」。當然，「暫時救急」有時候也會成為救世主，只是，一旦成功地「暫時」救了急，之後應該就不再需要藥物了。

既然醫生靠不住，就必須請各位患者先牢牢記住這個觀念。

在藥物「暫時救急」的期間，各位讀者非得做一件事情不可。

那就是不要懈怠自我努力。

在藥物壓制迎面而來的敵人時，各位讀者就要重新審視自己的生活習慣，打造疾病無法靠近的身體。

這就是「不需要藥物的身體」。

比方說血壓降下來，或是血糖值等檢查數值、不好的症狀已經消失了，就不再需要吃藥了。繼續服用藥物反而比較危險，會讓身體變得必須永遠依賴藥物。

不過以患者的心理來說，還是會疑神疑鬼地覺得不吃藥就會有什麼不好的狀況發生，對於停藥一事，患者多少會感到猶豫。

但是，請各位讀者仔細想想看。

你是打從一出生就開始吃藥的嗎？

應該不可能吧。

你本來就是完全不吃藥的，所以只要提高自我治癒力，就算不吃藥也沒關係。

總而言之，打造「不需要藥物的身體」，意思就是讓身體恢復原本的狀態。

第四條路——自己的身體自己保護

如果要停掉現在正在服用的藥物，該怎麼做才好呢？

首先，你應該先好好告訴主治醫生你想要停藥。

或許你會有點排斥，不過如果患者不先清楚表示自己的意願，什麼都沒辦法開始。

只要是醫生，一定都會知道的《醫生守則四二五——醫生心得集》當中，也有這樣一句話當大家的靠山：

「幾乎沒有停止服用之後，就會讓身體變差的藥物。」

這是聞名世界的權威書籍上寫的，所以對主治醫生來說，應該也有一定的說服力。

總而言之，被沒有責任感的醫生開了藥物處方的人就只能自認倒楣，從下述的選項之中三選一了。

1 要拚命說服主治醫生嗎？

2 要放棄停藥嗎？

3 要另外尋找協助自己停藥的奇特醫生嗎？

我不希望各位讀者放棄停藥，但是我想 **1** 和 **3** 都是相當困難的。我會這麼說，也是因為大部分的醫生都會一邊說著下述的藉口，一邊懦弱曖昧地逃避問題，讓各位讀者繼續服用藥物。

等到症狀穩定一點之後……

不用這麼急著停藥……

因為副作用不會很嚴重……

和把命丟掉比起來，副作用不算什麼……

為了小心起見，還是吃藥吧……

這是可以吃一輩子的藥，所以……

就我所知，在這些藉口下至少吃了好幾年藥的人不在少數，而遺憾的是，醫生之於患者這樣的上對下關係已經深入人心了。「醫生大人」說要吃藥，患者大概都很難反駁，這樣的心理已經滲透進很多人心中。

你是不是也是其中一人呢？

可是，自己的身體得靠自己保護。倘若醫生言詞閃爍地規避，就請各位讀者考慮自行停藥。

這就是在前述的三個選項之中沒有的第四條路。

真的沒關係，雖然必須謹慎行事，不過實際上並沒有那麼困難。

藥物要一點一點減量，慢慢來

自行停藥有一個訣竅，那就是「一點一點減量，慢慢來」。

雖然想要立刻和藥物說再見，不過突然全面停藥，並不是好主意。

話說回來，社會上充斥著和「吃藥方法」相關的書，可是卻幾乎找不到有關「停藥」的書籍。

這八成是日本人根深柢固的「藥物信仰」害的，再加上要把「停藥方法」寫成規規矩矩的指南，也是極端困難的事。

本書的目的，就是為了做這件事。

一路走來，我有過很多停藥有關的經驗，所以我想各位讀者或許可以參考看看。不過，任何事情都有例外。關於這一點，各位讀者得小心斟酌才行。

（如果可以的話，我實在不想說這種藉口，但是要是不補上這句話，一定會有人乘機攻擊，敬請各位原諒。）

換成是我的話，我會怎麼想、怎麼做？我希望能提供這些資訊給各位讀者，成為各位停藥的一個基準。

所以，我想先告訴各位讀者的，是我自己研究出來的最佳「脫離藥物」的方法，也就是剛才說過的「慢慢來，一點一點減量」。

我希望各位讀者在自行停藥的時候先去感受，就是這個「慢慢來，一點一點」，讓我繼續接著介紹更具體的停藥方法吧。

「四星期法則」決定壽命！

幾乎所有的藥物都能在「四星期」戒掉。

我稱之為「四星期法則」。不過我也說過很多次了，患者的自行努力不可或缺，小心謹慎地觀察經過也是必要的。

經常有人問我：「四星期法則的根據是什麼？」我只能說，最重要的就是「經驗」。

至於「四星期脫離藥物的理由」，大概是因為**四星期（一個月）就有可能改變大致上的體質吧**。

另外，以我個人的實際情況來說，要我在現實生活中追蹤四個星期以上，也是不可能的。我的想法是：在我可以好好負責的期間內，徹底讓患者停藥。因此，基本上我採取的方法，就是一邊觀察患者，一邊花上四個星期「一點一點」減少藥量。

那麼具體來說，要用什麼樣的步調減少藥量呢？大體上就是進行下述的過程。

第一週：先將藥量減半觀察，這是最需要小心的階段。只要能夠順利熬過這個階段，大致上已經成功脫離藥物了。

第二週：如果在第一週沒有出現什麼特別的不適，就再將藥量減半（和一開始的藥量比起來是四分之一）。

第三週～第四週：如果到這個階段都沒有出現任何問題，在第三週的時候再將藥量減半（和一開始的藥量比起來是八分之一）；這個階段也沒有問題的話，在第四週的時候再減少一半的藥量（和一開始的藥量比起來是十六分之一），這樣依序減量。

第四週之後：倘若沒有任何不適，就成功脫離藥物了。

這麼一來，幾乎在任何情況下，都可以毫無問題地成功脫離藥物。最重要、最不能不注意的，還是第一週。

隨著藥量減少為四分之一、八分之一，藥效也會漸漸變弱，因此在第二週以後，就不需要太小心或太擔心了。

將之前經常服用全藥量減半的最初階段，最需要特別細心注意。雖然案例非常稀少，不過還是有患者在一開始的「減半」階段，耗費兩到三星期。但是以總日數來說，目前幾乎所有的案例都是順利在四星期內和藥物說再見。

當然，經常服用藥物的期間很長、症狀很嚴重，以及藥物的種類不同，多少都有可能出現例外。

不過就我的經驗來說，大部分列入患者經常服用的藥物，大致上都能利用「四星期法則」順利脫離。

消炎鎮痛劑、脂質異常症治療藥（降低膽固醇或是三酸甘油酯的藥）、痛風治療藥、胃藥、降血壓藥、瀉藥、安眠藥、鎮痛劑、糖尿病治療藥（二型）等等都是，也應該幾乎不會有戒斷症狀。

當然，我必須再次強調，在減少藥量的同時，也要自行努力增強免疫力，這是絕對的附加條件。

讓自己和家人都幸福的方法！

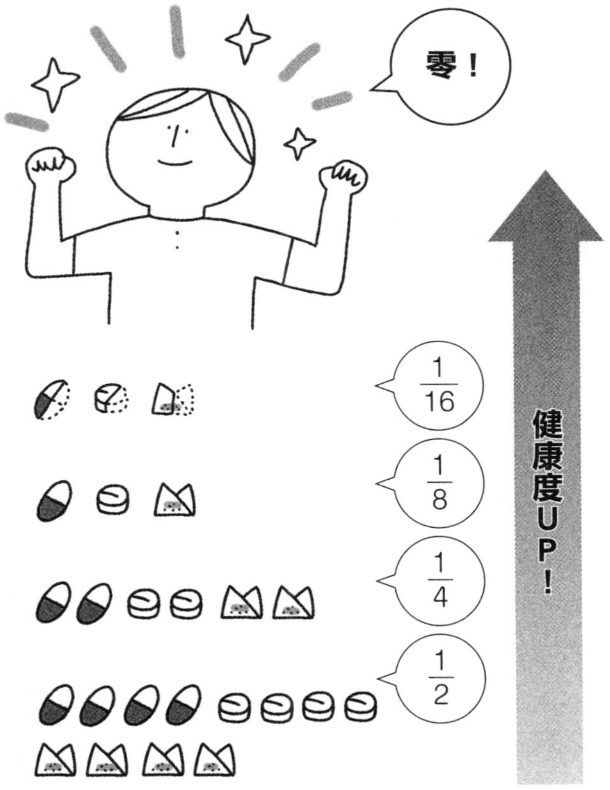

另外，在實在很痛的時候，服用一次或兩次鎮痛劑是沒有問題的。

只不過，也有人為了「預防」疼痛而經常服用鎮痛劑，或是覺得「吃太多也沒關係」而經常服用消化藥劑。這種用法是不行的，相信這已經不用我多說了。

按摩指甲兩分鐘，增強免疫力

讓我告訴各位讀者簡單增強免疫力的方法吧！

真的很簡單。只要按摩手指指甲就好了，說不定各位還會因為太簡單而感到驚訝。

這是以中國傳統醫學理論為基礎，配上福田稔醫生、安保徹醫生他們創建的獨門理論發展而成的治療法。在日本，就直接稱之為「指甲按摩療法」。

用拇指和食指夾住雙手、雙腳各根手指的指甲根部，用稍微覺得疼痛的力道按摩。也可以用牙籤或是原子筆的尖端刺激這個部位，但是不能用造成出血的強力刺激。

時間為每根指頭十秒左右，次數的話，一天十次左右應該就可以了。理想狀況是同時於手腳進行按摩，不過如果是在工作之間進行的話，只按摩手也無妨。

為什麼光是按摩指甲就能增強免疫力呢？因為指甲按摩療法具有調整自律神經的平衡、節奏的效果。

所謂的自律神經，指的是操縱與自我意識毫無關係的神經，可以自動對來自身體內部的情報和外部的刺激做出反應，巧妙地替我們控制循環、消化、代謝、體溫調節、生殖等身體機能。

由於這都是在無意識之中進行的，所以很容易忽略，不過人之所以會生病，就是因為自律神經沒有好好運作的緣故。

自律神經包含「交感神經」和「副交感神經」。它們分別負責不同的工作，輪流處於優先位置，以維持身體機能。簡單說來，就像是切換「ON」和「OFF」的開關一般，兩者會因應需要互相切換，以順利維持身體機能。「交感神經」會在緊張和壓力來襲時優先運作。

另一方面，晚上、睡覺的時候或是放鬆的時候，則是副交感神經優先運作。只要「交感神經」和「副交感神經」的合作順利，身體就能保持健康。

免疫力全面增強！
——指甲按摩療法——

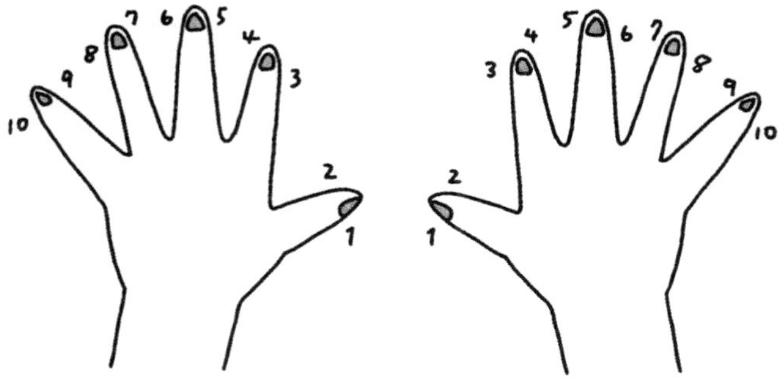

「自律神經的穴道」
位於雙手、雙腳所有指甲的根部。

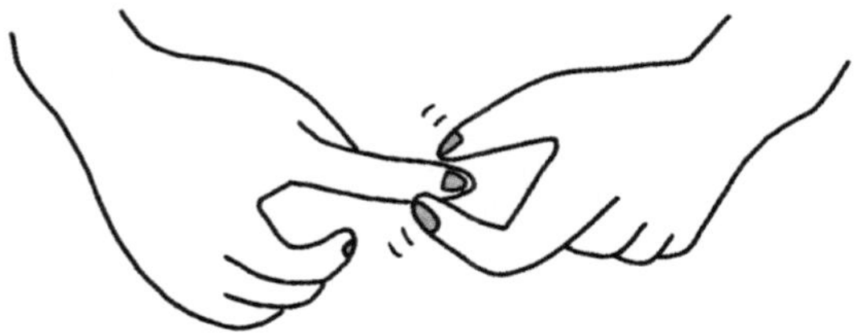

用拇指和食指夾住欲刺激的手指，
用「稍微覺得疼痛」的力道按摩十秒左右。

兩者的合作毀壞，身體的各種機能就會無法正確運作，身體也會出現疾病。要說自律神經是指揮所有身體機能的「總司令部」，應該也不為過吧。

能夠調整自律神經切換的平衡、節奏的，就是指甲按摩療法。雙手、雙腳的指甲根部有自律神經的穴道（治療重點），均等刺激這個部位，就可以調整自律神經運作的平衡和節奏。

改善全身血液循環的「熱冷水澡」

要提升免疫力，「熱冷水澡」也有相當好的效果。在洗澡的時候，交互進行「泡在熱水裡」和「用冷水淋浴」，就只有這樣而已。

像這樣，輪流施予「熱」的刺激和「冷」的刺激，就可以調整自律神經的平衡和節奏，明顯改善全身血液循環，活絡新陳代謝。

將「熱冷水澡」的流程加入每天的沐浴之中，能夠鍛鍊免疫力，身體就會越來越強壯。

進行的方法如下：

1 先從「熱」開始。

2 浸泡在熱水裡直到身體暖和起來，之後再用冷水淋浴三十秒左右，連續三次「熱」→「冷」的步驟。

3 最後在「冷」之後結束。

水溫大概是熱水溫度四十度上下，冷水溫度二十度以下。在早上或是晚上進行都沒關係。不過，有心臟疾病等不放心身體狀況的讀者，請絕對不要勉強施行。

不是突然用冷水淋浴全身，只要先從手的前端、腳的前端開始就可以了。習慣之後，再提高到膝蓋下方、大腿，慢慢地增加冷水淋浴的範圍，最後再淋浴全身。

另外，關於水溫的部分也一樣，如果突然調到二十度以下太過刺激，就先從三十度左右開始，習慣以後再慢慢降低水溫就可以了。

調整身體節奏的習慣
——熱冷水澡——

① (熱): 在身體暖和起來之前，先浸泡在熱水裡（熱水溫度為四十度上下）

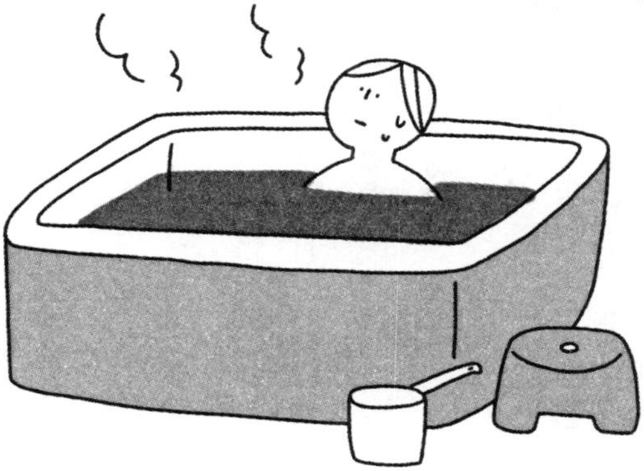

② (冷): 用冷水淋浴三十秒左右（水溫為二十度以下）

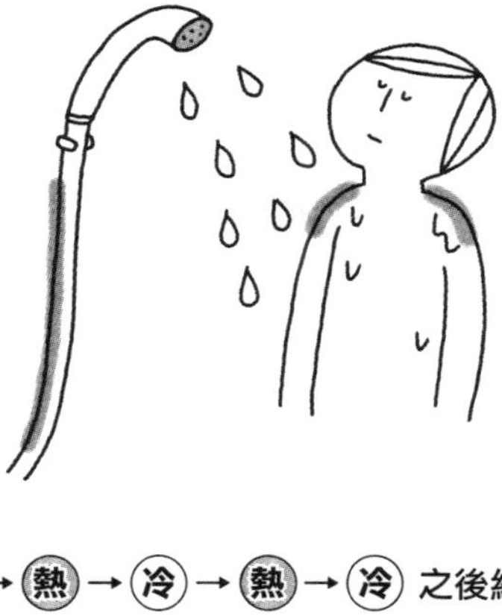

③ (熱) → (冷) → (熱) → (冷) → (熱) → (冷) 之後結束

短短三個月，身體就會變強壯！

無法想像沒有藥物的生活，沒有藥物我就活不下去……

這種案例也經常可見。說實話，這就很棘手了。患者不僅有可能出現反彈（戒斷症狀），也會有症狀反而惡化的案例。

可是，即便是這種棘手的案例，只要「慢慢來，一點一點」減少藥物用量，一定可以停藥的。

以異位性皮膚炎為例。

如果是使用類固醇外用藥，倘若只是不到一年的短期使用，並不會有什麼大問題，但是要是使用超過一年，身體就會陷入抑制免疫的狀態，需要稍微留意。

本來，異位性皮膚炎就是發炎反應。

而可以立即抑制這種發炎反應的，就是類固醇。

在第一章，我寫過支氣管氣喘或是蕎麥過敏發作的時候，注射類固醇可以救患者一命。類固醇的確是世上少有、不可或缺的藥物之一，不過絕對不能經常使用。

然而，在異位性皮膚炎的案例中，倘若醫生不在意，患者就會非常輕易地經常使用類固醇。既然有了類固醇，患者的期待也幾乎不會落空，發炎症狀可以近乎完美地得到抑制。

可是，這並不是值得高興的事。如果經常使用救急用的藥物，就會陷入抑制免疫的狀態，也就是身體本身的自我治癒力會明顯降低。

這種類固醇常用患者可以在進行指甲按摩療法和熱冷水澡療法的同時，視情況併用專家施行的刺絡療法，慢慢減少外用藥的用量。

就我的經驗來說，情況嚴重的患者就算不能在四星期之內脫離藥物，最慢也只要花三個月左右。

第二種有停藥困難的，就是長期服用精神安定劑和抗憂鬱症藥物這一類。

精神安定劑、安眠藥、抗憂鬱症藥物這一類也一樣，如果服用不超過一年，患者都可以在不太抗拒的情況下停藥，要是長時間經常服用的話，要順利停藥就相當困難了。

在我的經驗之中，只要突然減少藥量，患者立刻就會變得具有攻擊性、陷入嚴重低潮、躁鬱感越來越強烈，或是出現盜汗、心悸等各種自律神經症狀和未病控訴。

有的時候，甚至可以讓人重新檢視藥物的厲害與可怕之處，不過最後的解決之道，還是只有一邊增強自我治癒力，一邊觀察，「慢慢來，一點一點」減少用藥量。

除了醫生要當機立斷、患者自己也要當機立斷之外，別無他法。

只不過，經常服用精神安定劑和抗憂鬱症藥物的患者之中，很多患者表面上會說：「我想停藥。」但是同時，我也看得出來他們的心理狀態有些複雜。

我經常會覺得「其實我該不會永遠都沒辦法停藥吧？」、「停藥之後，會不會發生更嚴重的情況？」這些想法佔據了他們的內心深處大半。這種時候，搞不好還不是「停藥的時機」也說不定。

可是，畢竟大家都是從本來不吃藥的狀態開始吃藥的，所以只要能夠回到不吃藥的狀態，應該就可以戒掉藥物。這是理所當然的道理。

為了這個目的，患者就要花時間一點一點地脫離藥物。我希望患者能訂定「從現在起，未來半年左右停止吃藥吧」之類的目標，並著手改善生活習慣。調整二十四小時的節奏，乖乖施行我在本書中介紹過的各種手法——伸展運動、散步、易筋功、氣功、腹部呼吸、熱冷水澡、指甲按摩療法——再視情況請專家施予刺絡治療，觀察經過。

有人會花上整整半年的時間，不過以我的經驗來看，最多只要三個月左右就可以脫離藥物了。

我剛才也說過，如果患者打從心底抗拒脫離藥物，那或許就是時機未到。我認為看清楚時機也很重要，不過幸運的是，我還沒有經手過花了超過六個月的時間，仍舊無法脫離藥物的案例。

就某方面來說，身體並沒有那麼精密。即便經常服用藥物的程度嚴重到讓患者無法想像沒有藥物的生活，只要在身體不注意的情況下「慢慢來，一點一點」減少用藥量，和藥物說再見的那一天一定會來臨的。

馬上抑制無法忍耐的頭痛

「疼痛」是所有身心痛苦中最難忍受的一種。實際上，抑制疼痛也是醫療歷史上的大課題。

我想各位讀者一定也會偶爾受到止痛藥類藥物的照顧。當然，我也不例外。雖不會經常服用，不過即便是現在，我也會在非常偶爾的時候吃頭痛藥。只是，就算是令人這麼痛苦的「疼痛」，也有可能不用吃藥，就讓我從自己的經驗說起吧。

以前，我在持續緊張、稍微鬆一口氣的時候，就會頻繁出現頭痛。這是典型的肌肉緊張性頭痛。緊張造成血液循環不良，產生悶痛，但是在放鬆的瞬間，血管會一舉擴張，於是就換成刺痛襲來。

要是忍耐一陣子，疼痛也會隨著時間消失，不過就算知道，忍耐還是會變成壓力，所以我還是忍不住吃了頭痛藥。

但是，毒物果然還是毒物。一如我在前面說過的，服用包含頭痛藥在內的鎮痛劑，沒有辦法從根本治療疼痛發生的原因，而且，經常服用還會侵蝕身體。

事實上，在二〇〇五年的時候美國FDA就已經對輕易開出鎮痛劑（正確說法是非類固醇消炎藥＝NSAIDs）為處方的風潮感到擔憂，並下令做出警告，告知所有NSAIDs對心血管都有副作用。

也就是說，要是抱著隨便的態度服用鎮痛劑，就會發生嚴重後果。可是話雖如此，忍耐疼痛還是會變成壓力。

就在這個時候，我有緣認識了一位中醫師，這個邂逅也讓我認識了真正的中醫。我開始接觸一個對自己來說全新的概念——「氣」。

以中醫的想法來看，疼痛是氣血不順暢所致。因此，只要消除氣不通，改善血液循環，疼痛就會消除。

某一次，我親眼見識到一位認識的中醫師利用氣功，在一瞬間消除患者的疼痛。

這個時候，我對「氣」原本半信半疑的態度完全轉變了。而且，那位中醫師告訴我，氣的存在很明白，但是實體的存在卻不明不白。不過「可能是在身體母體（結締組織）之間流動的量子」這種說法，聽在我的耳裡是相當刺激的。不僅如此，這個說法甚至足以消除我長年來的疑問。

我立刻親自嘗試了他教我的方法。

在一如往常的頭痛來襲時，先試著按摩頭和脖子的肌肉（包含結締組織在內），伸展筋骨。

最令我驚訝的是名為「易筋功」的方法。

這是以氣功理念為中心，結合了少林寺和太極拳，而且誰都能做得到的簡化方法。

配合按摩和伸展進行這種「易筋功」之後，真的就跟他說的一樣，頭痛漸漸消除了。

「只要二十分鐘！」身體越來越強壯的方法——易筋功——

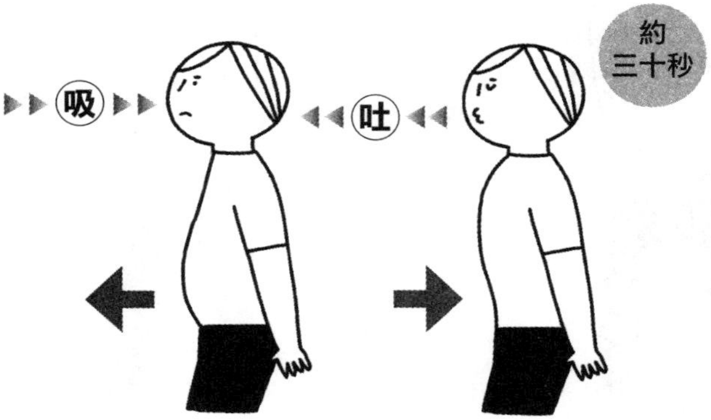

① 用腹部呼吸。先讓肚子凹陷，從嘴巴慢慢吐出長長的氣，吐氣完之後，再自然地用鼻子吸氣，讓肚子膨脹起來，約三十秒。

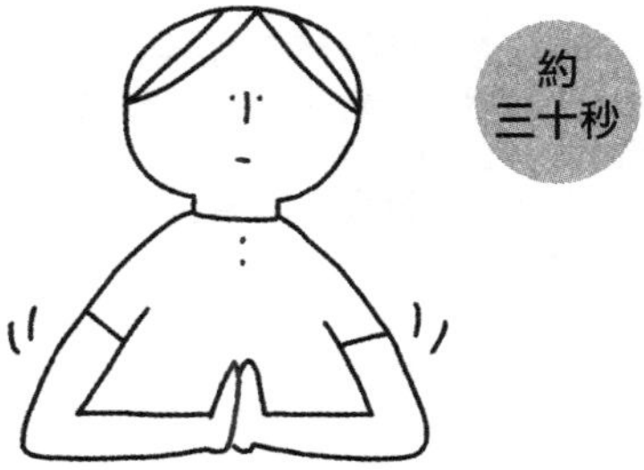

② 在胸前合掌，雙手手掌互相摩擦。

※ 易筋功不只可以止痛，對於恢復、維持健康都有幫助。

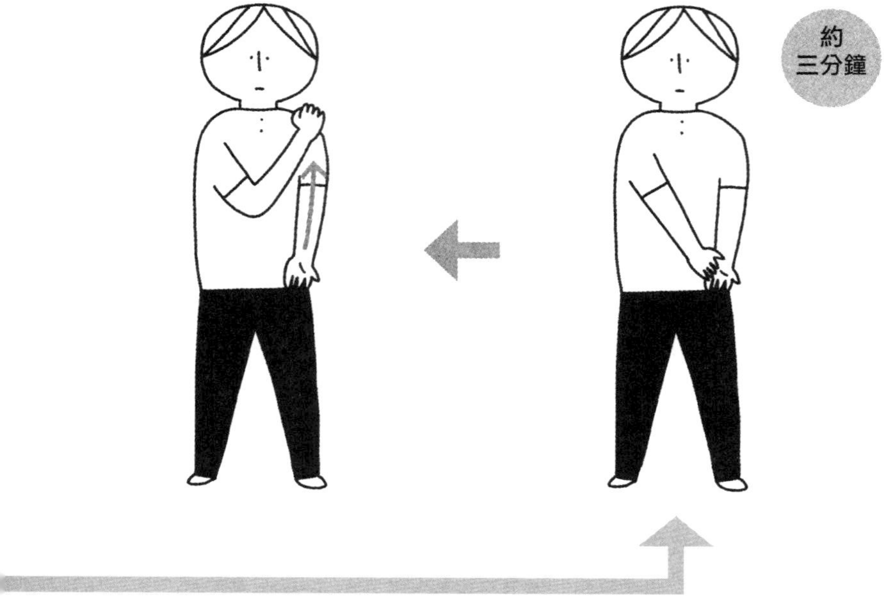

③ 手掌向前伸直左手，再將右手手掌疊上去。
右手從左手指尖沿著手臂向上滑動至左肩。
左手迴轉一百八十度，讓手掌向後，再將左肩上的右手沿著左手臂反方向滑至左手指尖。
重複這個動作。

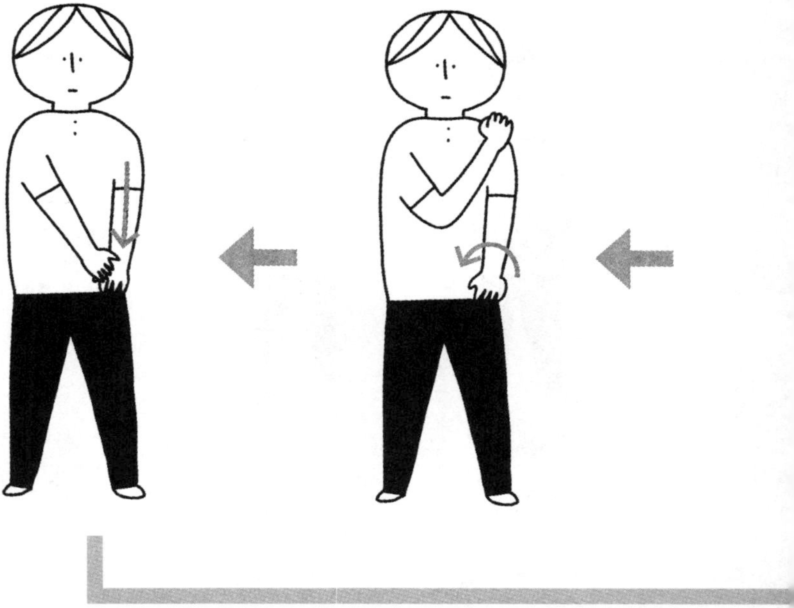

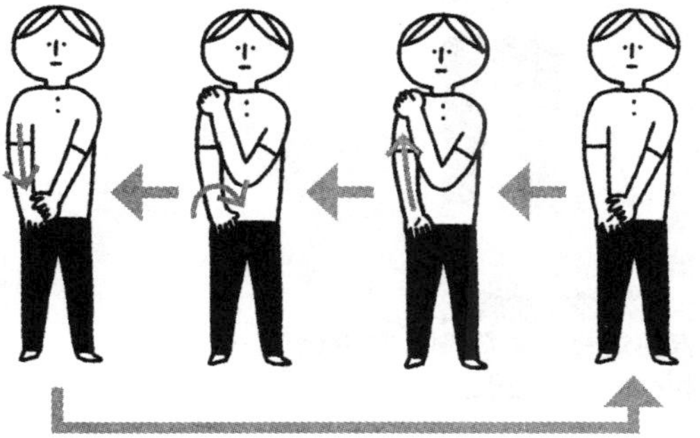

約
三分鐘

④ 左右交換進行
3 的順序。

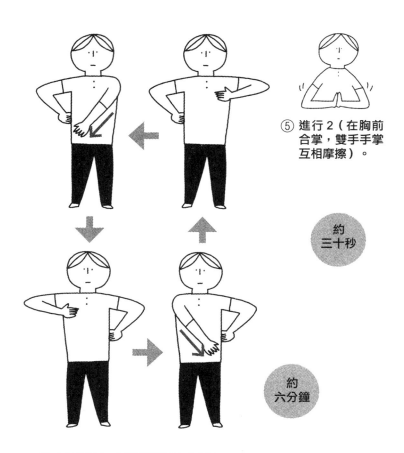

⑤ 進行 2（在胸前合掌，雙手手掌互相摩擦）。

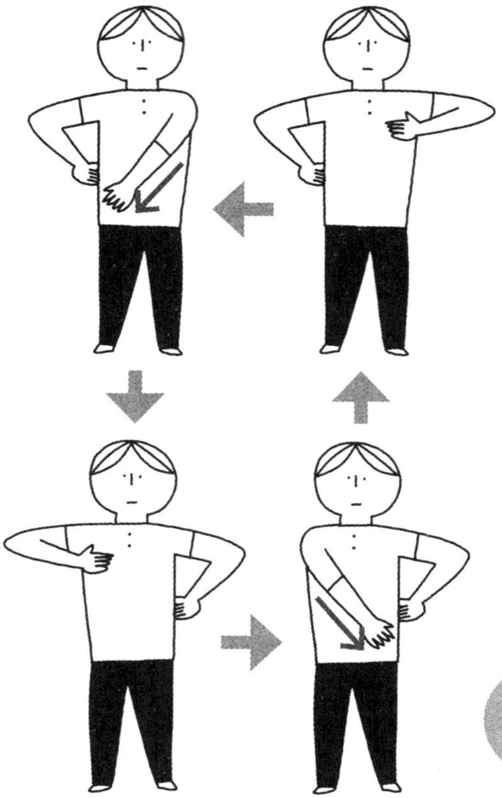

約
三十秒

約
六分鐘

⑥ 右手扠腰，左手輕輕擺在左肩上。
將左手沿著胸腹部滑動至右腹側。左右對調，
左手扠腰，右手輕輕擺在右肩上。

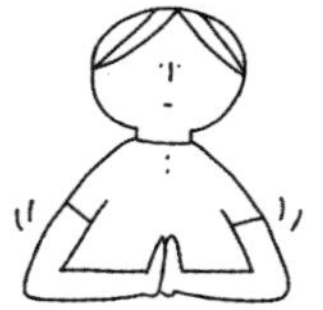

⑦ 進行 2（在胸前合掌，雙手手掌互相摩擦）。

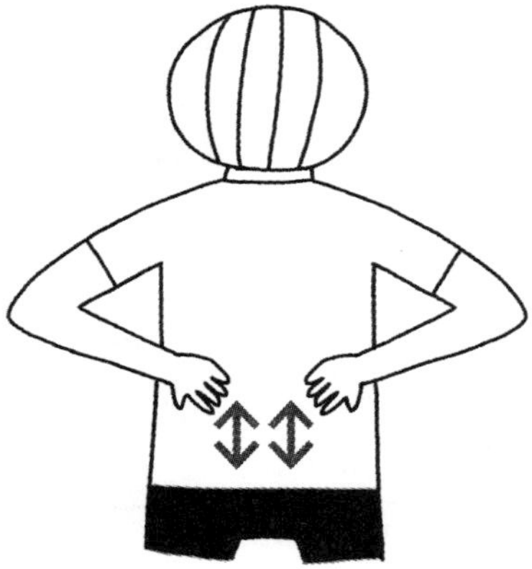

約
三十秒

⑧ 將雙手放在腰背（腎臟的位置），上下滑動。

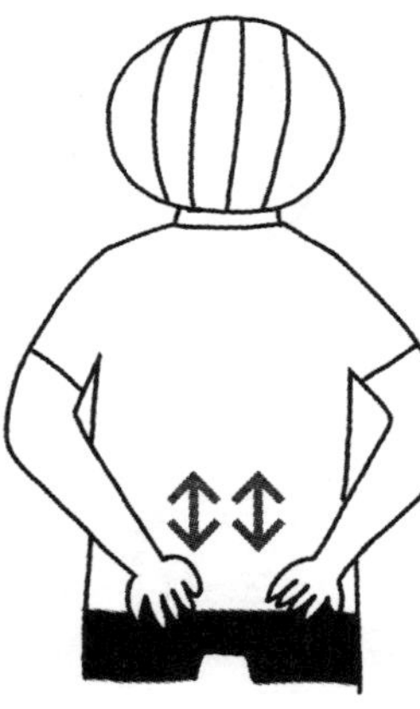

約
三分鐘

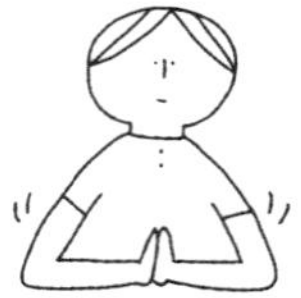

⑨ 進行 2（在胸前合掌，雙手手掌互相摩擦）。

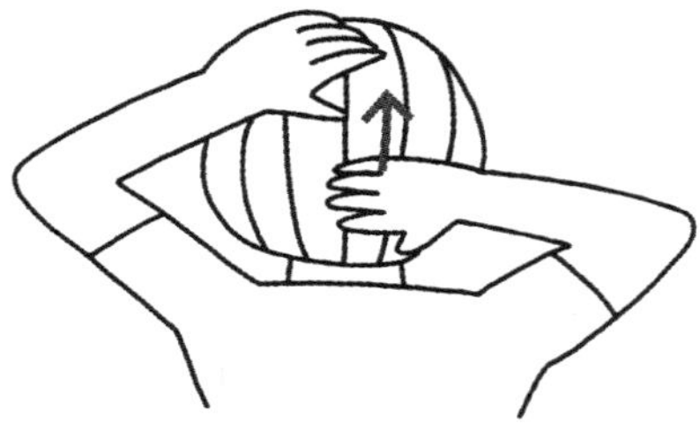

約
三十秒

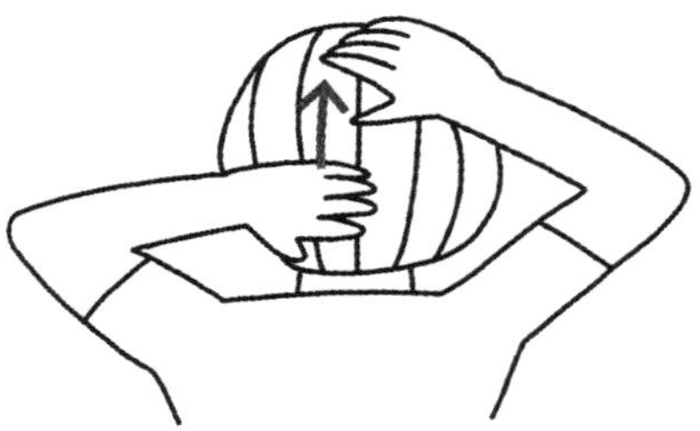

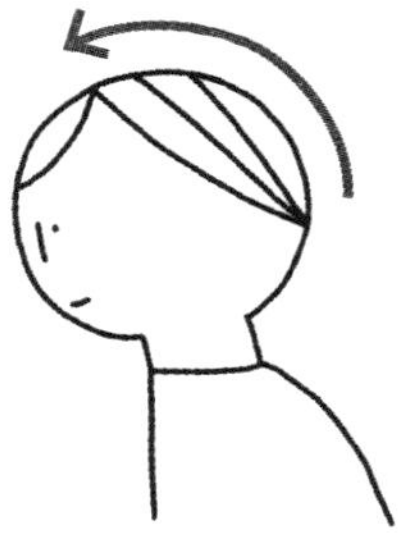

⑩ 分別將單手放在頭頂和後腦勺，交互從後腦朝滑動至頭頂、額頭。

約
三分鐘

擔心「頭痛」或是「視線模糊」的人追加進行以下動作

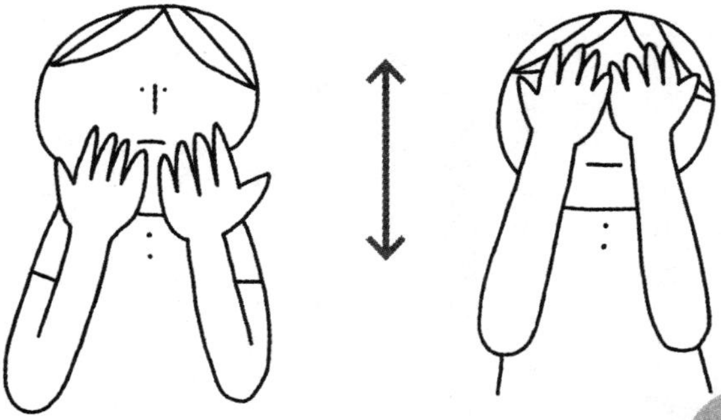

約
一分鐘

將雙手從下巴滑到額頭。

擔心「耳鳴」或是「暈眩」的人追加進行以下動作

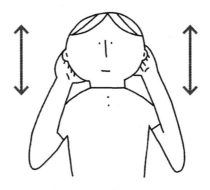

約
一分鐘

雙手放在耳垂後方的部位，
上下滑動。

不是只有這一次，後來，只要在緊張過後鬆了一口氣就會襲來的頭痛，都不曾再出現了。

另外，我也推薦「有效抑制頭痛的穴道」。疼痛來襲時，只要用力按壓「百會」、「風池」、「太陽」、「合谷」等穴道，應該就可以實際感受到疼痛驟然消失。

就這樣，對中醫越來越著迷的我，便開始試著學氣功了。

結果，頭痛當然不用說，我的右膝一直有的異樣感也在不知不覺間消失了。不學氣功的話，就沒辦法實行，但是一旦試著做做看，真正的氣功其實是很簡單的。「易筋功」和「按壓穴道」，任誰都能立刻學會，所以請各位讀者一定要試試看。

總而言之，和這位中醫師幸運的邂逅成了一大契機，讓我更加確信就算不經常服用藥物，還是可以治好可說是人類最大敵人的「疼痛」。

舒服的抑制頭痛穴道

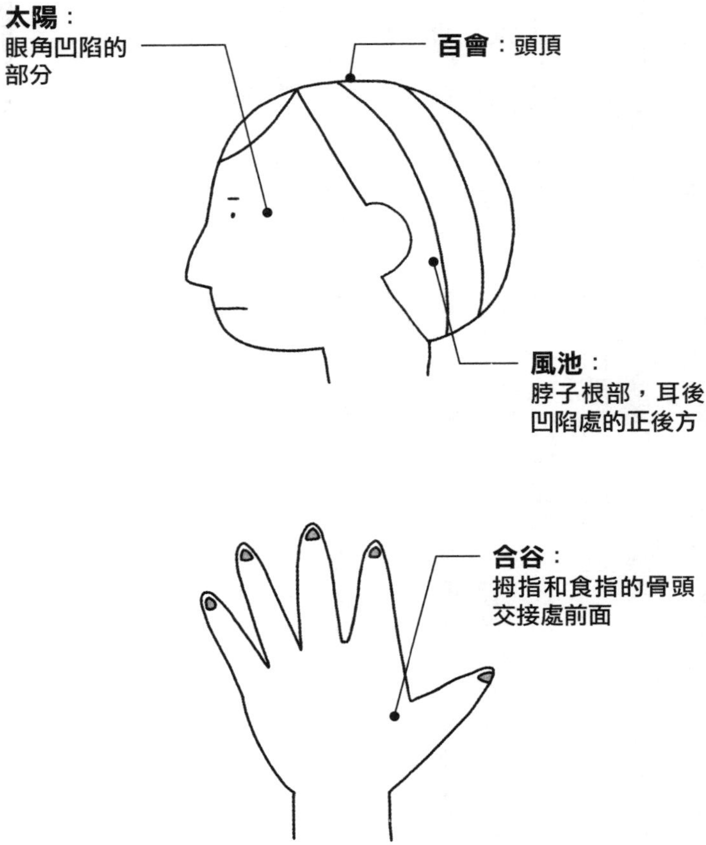
太陽：
眼角凹陷的
部分
百會：頭頂
風池：
脖子根部，耳後
凹陷處的正後方
合谷：
拇指和食指的骨頭
交接處前面

遵從身體的步驟

感冒去看醫生，一定會被開抗生素，因此，把感冒就要吃抗生素這個公式當成既定觀念的人也不少，但是這其實是個大錯誤。

即便同樣是微生物，抗生素對病毒還是無效的。

幾乎所有感冒的原因都是病毒。也就是說，感冒就要吃抗生素根本就是誤會大了。

當然，感冒遲遲好不了，導致二次細菌感染的時候，抗生素生效的案例也是少之又少。不過，「感冒就要吃抗生素」這個公式本來就是不成立的。而且，抗生素非常「有效」，會導致體內必要的細菌一併被殺死，如腸內益菌叢等，這點已經在前面的章節提過。

要是這麼重要的腸內環境只因為區區的小感冒——而且還是在醫生莫名其妙地開抗生素讓患者服用的情況下，就遭到破壞，也未免太沒道理了。

如果要再補充說明的話，其實感冒也不適合服用解熱劑。原因就在於，身體將體溫升高，是為了讓免疫細胞發揮本事的步驟。換言之，發燒是由於身體的防衛機能作用所致，所以感冒的時候，其實讓身體維持高體溫，會比較快痊癒。

因此，當各位讀者覺得：「會不會是發燒了？」的時候，絕對不可以衝去看醫生或是趕著去買藥。

說到底，感冒就是身體舉出的溫馨黃牌——「自我治癒力降低了喔！」所以，應該最優先去做的，就是提高自我治癒力，而不是強迫症狀消失。

大部分的感冒都是暫時的。只要不是太難纏，兩到三天就會自然痊癒。我非常能理解各位讀者想要盡快消除不快症狀的心情，不過這個時候還是先傾聽身體的聲音，一面反省最近的不健康，一面養生吧。

不是一邊服用藥物，一邊勉強自己，而是早點把工作完成、稍微少做家事、吃營養的東西、晚上睡足八個小時。這麼一來，應該立刻就會痊癒了。

治療高血壓不吃藥，關鍵在「下半身」

有一種方法，可以在不服用藥物的情況下讓血壓恢復正常。

關於運動、重新審視飲食生活的生活習慣，各位讀者可以參照前一章，而我堅持要在這裡介紹的，則是名為「小腿按摩」和「高抬下肢」的方法。

一旦末梢血管（毛細血管）變細，反作用力變大，心臟就得用更大的力道將血液壓出去。

這是非常簡單易懂的道理，不過，讓只有人類拳頭大小的心臟擔任這麼重大的工作，就有點殘酷了。

確實，這或許是壓迫擴張微血管的一個方法之一，可是反過來說，還有另一種方法，就是從靜脈牽引血液，也就是「小腿按摩」和「抬高下肢」。

運動小腿的肌肉，讓下半身的位置高過心臟。

照這樣進行小腿按摩和高抬下肢後，就可以促進靜脈的血液循環回流。而以結果來說，則可以大幅改善全身的血液循環。

為了讓各位讀者了解這兩種好處，我再稍微詳細說明吧。

各位讀者都知道，心臟的幫浦作用（推力）為身體的血液循環出了極大的力。

但是，還有另一個改善血液循環的方法。

那就是「增加流回心臟的血量」。這麼一來，從心臟壓迫出的血液流量也會自然地增加。

那麼，要如何增加流回心臟的血量呢？

這個時候，就要「運動小腿肌肉」和「抬高下半身高於心臟」。

另外，如果想要讓身邊的老年人的血壓恢復正常的話，除了利用這些方法，再加上「聽他們說話」，也是很重要的。

血壓值當然和以飲食為首的生活習慣密切相關，不過在很多案例之

改善血液循環的舒服好習慣

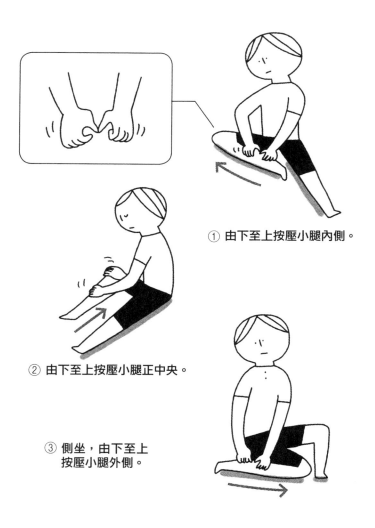

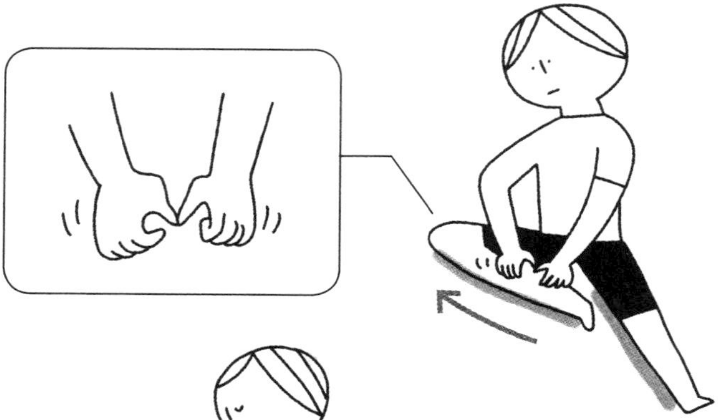

① 由下至上按壓小腿內側。

② 由下至上按壓小腿正中央。

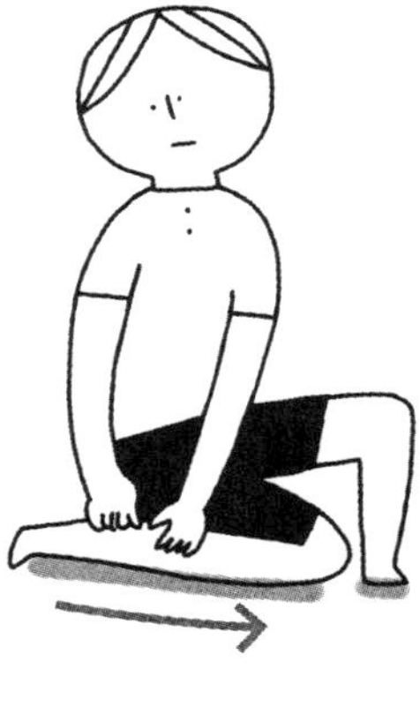

③ 側坐，由下至上
按壓小腿外側。

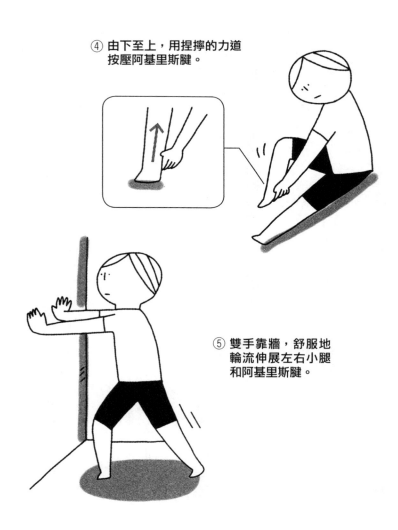

④ 由下至上，用捏擰的力道
按壓阿基里斯腱。

⑤ 雙手靠牆，舒服地
輪流伸展左右小腿
和阿基里斯腱。

中，也和壓力有相當大的關聯。

總而言之，老年人高度希望有人可以傾聽自己，可是在忙碌的現代社會之中，人們能夠聽他們說話的機會少得可憐。

每個人都有自己要忙的事。

不過實際上，在我造訪的老人之家之中，即使只是看護人員、護士，以及家人撥一點點時間盡量傾聽老人們說話，經常就能改善血壓值了。

雖然靠這些方法無法立刻將許多患者的降血壓藥減少為零，不過至少可以減少為簡單的一劑藥。

附帶一提，我們並沒有將目標的收縮壓數值定為一百三十九以下，或是舒張壓不超過八十九。

具體的數值因人而異，不過基本上，只要收縮壓大約在一百三十到一百六十，舒張壓則在八十到一百左右的話，多半都算是穩定，大家的身體也都會處於最佳狀態。

因此，六十五歲以上人士的收縮壓一定不能超過一百三十九、舒張

改善血液循環的睡眠方式

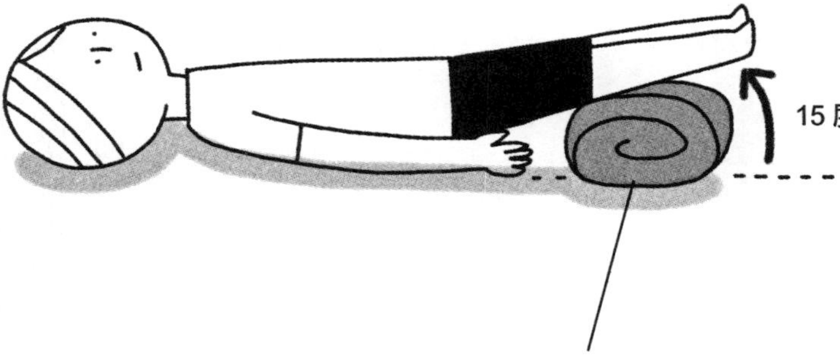

睡覺的時候，將捲成圓形的枕頭或是抱枕、毛毯放在雙腳下方，讓雙腳和地板呈現十五度左右的傾斜角度。這樣就可以促進血液循環了。

壓不能超過八十九這個標準，怎麼想都令人無法接受。

我在前面章節也說過，血壓降太低會讓人失去元氣。

因此反過來說，只要讓降太低的血壓稍微恢復一些，患者經常就會戲劇性地重拾活力。

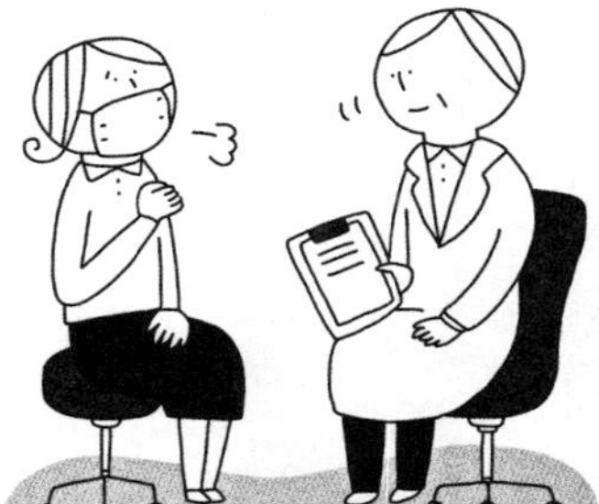

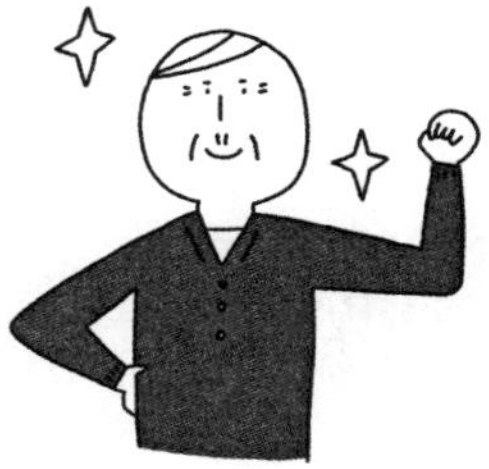

第四章

不需要醫生，就能自行治療九成疾病！

「健康的老人」和「不健康的老人」最大的不同

幾乎所有的老年人在停止服用藥物之後，身體都變好了！

這並不是我信口開合。

而是只要是醫生，應該都非常熟知的《醫生守則四二五——醫生心得集》中的有名教誨。

光是看到這句話，各位讀者應該就能了解我控訴藥物的戕害，並不是獨斷獨行了。

這真是一句箴言。

然而，每當老年人訴說症狀的時候，僅僅單純地增加藥物的醫生真的很多。

因此，許多老人之家的老人都成了「藥罐子」。

幾年前開始，我就經常前往老人之家看診，喜歡服用藥物的老年人人數之多真是讓我嚇一跳，簡直可說是藥癮。我真不知道該感到欽佩還是啞然，他們的慘狀令我不忍卒睹。

所以，面對住進老人之家的新人，我最先著手去做的，就是想辦法讓他們戒掉藥癮和藥物信仰——我會盡全力這麼做。

原因就在於，他們就是因為熱中於藥物信仰，才會失去活力和動力，以致縮短健康壽命。

當然，在許多有藥癮的老年人之中，還是有少數人擁有不吃藥的骨氣。只要看一眼就知道——因為這些老年人都活力、動力十足，非常年輕。

幾年前，在我開始出診老人之家的時候，我試著問過一位這樣生龍活虎老人。

「你充滿活力的長壽祕訣是什麼？」

結果，我得到了一個明快的回答。

「就是不要吃藥啦！為了長壽……」

「……可是，醫生不是有開藥給你嗎？」我不假思索地這麼詢問之後，那位老人家便補上這番話：

「那種東西啊，丟掉就好啦。不過這可是祕密喔，要是醫生跟孩子們擔心起來，那就太對不起他們了，所以我都裝作有吃藥。」

那時，我只覺得：「原來如此，這也算是他個人的做法吧……」然而幾年過後，這個想法到了最近，已經漸漸變成確信了。

不吃藥的老人壓倒性地健康有活力。

即便不依賴藥物，只要稍微在生活上花點工夫，就足夠讓人健康長壽了。不對，就是因為不依賴藥物，才能健康長壽。

不吃藥的老年人並不是本來就比別人生龍活虎，而大量服藥的老年人也不是本來就身懷重病。

吃藥和不吃藥的老人在住進老人之家的時候，健康狀態大概都一樣。

可是，之後是否按規矩，乖乖服用醫生開的藥，就會明顯分出兩者的身體情況了。

提升健康常識

住在老人之家的期間，幾乎所有的老人都呈現「藥罐子」的狀態，這絕對不是誇大其詞。

老人們幾乎可說全都在服用藥物，而且藥量還不是普通的多。我不知道用「堆積如山」來形容是否適切，不過並不是只有一種或是兩種藥而已。

不管怎麼說，事實勝於雄辯，百聞不如一見，所以就讓我在這裡舉出五個例子吧。

希望各位讀者可以切實感受到「堆積如山」的感覺。

我覺得以一般的感覺來看，一定會覺得太誇張了，不過這種藥物處方只是家常便飯而已。

「藥物與不健康」的恐怖關係

【處方例一】A 先生　86 歲　男性……15 種藥 28 顆

藥　　名	一日用量／次數／時間
降血壓藥 Amlodine® 脈得順錠（Amlodipine Besylate）（5mg） Lasix® 來適泄錠（Furosemide）（20mg）	1 錠／1 次／早餐後 1 錠／1 次／早餐後
胃藥 Gaster® 蓋舒泰 D 口腔內崩散錠（Famotidine）（10mg）	2 錠／2 次／早、晚餐後
抗生素 Selbex®（Teprenone）（50mg） Ozex®（Tosufloxacin）（150mg）	3 錠／3 次／三餐後 3 錠／3 次／三餐後
化痰片 Mucodyne®（L-Carbocisteine）（250mg）	3 錠／3 次／三餐後
腦代謝改善劑 Cerocral®（Ifenprodil Tartrate）（20mg）	3 錠／3 次／三餐後
中樞神經系統藥物 Gramalil®（Tiapride Hydrochloride）（50mg）	3 錠／3 次／三餐後
抗精神病藥物 Lullan®（Perospirone Hydrochloride）（4mg） Risperdal® 理思必妥速溶錠（Risperidone）（1mg）	1 錠／1 次／晚餐後 1 錠／1 次／睡前
安眠藥 Lendormin® 戀多眠錠（Brotizolam）（0.25mg） Myslee®（Zolpidem Tartrate）（5mg）	1 錠／1 次／睡前 1 錠／1 次／睡前
消炎鎮痛劑 Thyradin S®（Levothyroxine）（60mg）	3 錠／3 次／三餐後
甲狀腺素製劑 左旋甲狀腺素片劑（Thyradin S）（50μg）	1 錠／1 次／晚餐後
緩瀉劑 Yodel-S®（Senna extract）（80mg）	1 錠／1 次／睡前

【處方例二】B女士　84歲　女性……18種藥28顆

藥　名	一日用量／次數／時間
腦代謝改善劑 Cerocral®（Ifenprodil Tartrate）（20mg）	3錠／3次／三餐後
精神安定劑 Coreminal®（Flutazolam）（4mg） Rize®（Clotiazepam）（5mg）	3錠／3次／三餐後 1錠／1次／睡前
減輕暈眩藥物 Merislon®（Betahistine Mesylate）（6mg）	3錠／3次／三餐後
消化劑 Excelase®（消化酵素複合劑）	3錠／3次／三餐後
強心劑 Halfdigoxin-KY®（Digoxin）（0.125mg）	1錠／1次／早餐後
降血壓藥 Preminent®（Losartan Potassium + Hydrochlorothiazide） Norvasc® 脈優錠（Amlodipine Besylate）（2.5mg） Lasix® 來適泄錠（Furosemide）（20mg）	1錠／1次／早餐後 1錠／1次／早餐後 1錠／1次／早餐後
潰瘍治療藥 Omeprazone®（Omeprazole）（10mg）	1錠／1次／早餐後
解熱鎮痛藥劑 SG配合顆粒®（Isopropylantipyrine + Acetaminophen + Allylisopropylacetylurea）	1公克／1次／早餐後
安眠藥 Halcion® 酣樂欣錠（Triazolam）（0.25mg） Myslee®（Zolpidem Tartrate）（5mg）	1錠／1次／睡前 1錠／1次／睡前
抗憂鬱劑 Ludiomil® 低落美錠（Maprotiline Hydrochloride）（10mg）	1錠／1次／睡前
消炎鎮痛劑 Mohrus（Ketoprofen）貼片（40mg）	貼1次
血管擴張劑 Frandol（Isosorbide Dinitrate）（40mg）	貼1次
整腸劑 Lebenin	4.5公克／3次／三餐後
緩瀉劑 Pursennid（Sennoside A B）（12mg）	1錠／1次／睡前

【處方例三】C 女士　84 歲　女性……12 種藥 24 顆

藥　　名	一日用量／次數／時間
骨鈣質促進吸收藥 One-Alpha®（Alfacalcidol）（0.25μg）	1 錠／1 次／早餐後
維他命 Vitamedin® 維他美膠囊（Benfotiamine + Pyridoxine Hydrochloride + Cyanocobalamin）	1 顆／1 次／晚餐後
安眠藥 Halcion® 酣樂欣錠（Triazolam）（0.25mg） Depas®（Etizolam）（0.5mg）	1 錠／1 次／睡前 1 錠／1 次／睡前
胃藥 Gaster® 蓋舒泰 D 口腔內崩散錠（Famotidine）（10mg）	2 錠／2 次／早、晚餐後
降血壓藥 Lasix® 來適泄錠（Furosemide）（20mg）	1 錠／1 次／早餐後
整腸劑 LAC-B®（Bifidobacterium）	3 公克／3 次／三餐後
鐵質補充藥 Fero-Gradumet®（Ferrous Sulfate）（105mg）	1 錠／1 次／晚餐後
血管擴張劑 Nitorol R®（Isosorbide Dinitrate）（20mg）	2 顆／2 次／早、晚餐後
解熱鎮痛消炎藥劑 Neurotropin	6 錠／3 次／三餐後
緩瀉劑 Pursennid®（Sennoside A B）（12mg） Alosenn®（Senna leaf/fruit）	1 錠／1 次／睡前 4 包／1 次／睡前

【處方例四】D女士　88歲　女性……12種藥23顆

藥　　名	一日用量／次數／時間
降血壓藥 Lasix® 來適泄錠（Furosemide）（20mg） Alacepul®（Alacepril）（12.5mg）	2錠／2次／早、晚餐後 3錠／3次／三餐後
血管擴張劑 Herbesser®合必爽錠（Diltiazem Hydrochloride）（30mg）	2錠／2次／早、晚餐後
甲狀腺素製劑 Thyradin S®（Levothyroxine）（50μg）	1錠／1次／晚餐後
抗過敏用藥 Onon®（Pranlukast Hydrate）（112.5mg）	2顆／2次／早、晚餐後
支氣管擴張劑 Tulobuterol	1片／1次
糖尿病藥 Amaryl® 瑪爾胰錠（Glimepiride）（1mg）	2錠／1次／早餐前
安眠藥 Amnezon®（Brotizolam）（0.25mg）	1錠／1次／睡前
消化劑 Alyse N®（Biodiastase + Newlase + Prozyme）	3顆／3次／三餐後
利尿劑 Merlactone ®（Spironolactone）（25mg）	2錠／2次／早、晚餐後
整腸劑 Biofermin® 表飛鳴樂散 （Streptococcus faecalis + Bacillus subtilis）	3公克／3次／三餐後
緩瀉劑 Yodel-S®（Senna extract）（80mg）	1錠／1次／睡前

【處方例五】E 女士　86 歲　女性……12 種藥 22 顆

藥　　名	一日用量／次數／時間
降血壓藥 Diovan® 得安穩錠（Valsartan）（20mg）	2 錠／ 2 次／早、晚餐後
降血脂藥物 Juvela N® 高育維軟膠囊 （Tocopherol Nicotinate）（200mg）	3 顆／ 3 次／三餐後
血管擴張劑 Frandol®（Isosorbide Dinitrate）（20mg） Frandol®（Isosorbide Dinitrate）（40mg） Vasolan®（Verapamil Hydrochloride）（40mg） Sigmart® 喜革脈錠（Nicorandil）（5mg）	2 錠／ 2 次／早、晚餐後 貼 1 次 2 錠／ 2 次／早、晚餐後 3 錠／ 3 次／三餐後
凝血抑制劑 Warfarin 瓦化寧錠（1mg）	2 錠／ 1 次／晚餐後
抗精神病藥物 Seroquel® 思樂康錠（Quetiapine）（25mg）	1 錠／ 1 次／睡前
安眠藥 Depas®（Etizolam）（0.5mg）	1 錠／ 1 次／睡前
消炎鎮痛劑 Mohrus®（Ketoprofen）（100mg）	貼 1 次
消化劑 Berizym®（Pancreatin + Biodiastase + Lipase + Cellulase）	4.5 公克／ 3 次／三餐後
利尿劑 Luprac®（Torasemide）（8mg）	1 錠／ 1 次／早餐後

＊E 女士在其他醫院還被開立了腹瀉藥物。

＊此外，對藥物作用有興趣的讀者應務必要上「醫療用醫藥品附加檔案資料」的網站看看。可以用一般名稱、販賣名稱來搜尋醫療用醫藥品的附加檔案資料（www.info.pmda.go.jp/psearch/html/menu_tenpu_base.html）。

一看到這些堆積如山的藥物，腎上腺素便充滿我的體內，讓我立刻進入戰鬥狀態。

順帶一提，在一年（平成二十一年一月～十二月）之中，我數了住進某個老人之家的六十六名老年人所用的藥物之後，發現他們平均一天服用十二種類、二十三顆的藥物，而且還持續服用了好幾年。

我必須先聲明，剛才舉的五個處方例子，並不是刻意選出的「多量」案例，而是隨機從處處可見的處方箋之中選出五個而已。

而且，這五個案例中的藥物處方，全都是這個地區的名大學醫院、公立醫院、大醫院的醫生們用聰明頭腦絞盡腦汁開出來的。

所以才會更加令我愕然。

我想無論誰看了都能一目了然，最可怕的就是藥量超乎常理。光是這樣，就已經不對了。要是不明就裡地將這種藥物處方服用得一乾二淨，不管有幾條命都不夠用。

而且，藥物處方的內容也太過隨便了。

一看就知道，這些藥物處方內容是醫生光就老年人們訴苦的增加症狀，不經大腦地直接加藥而已。

現在，這五名老年人已經完全停藥了。雖然他們偶爾會吃吃感冒藥、消化劑，不過也只限於暫時服用。

不用說，一旦停了藥，他們就徹底恢復了活力。

剛才我也說過了，這五個例子絕對不是特殊案例。說明白一點，就是因為這些都是「平均藥物處方」，才會釀成大問題。

在這裡，也讓我說明一下五個案例中的藥物處方內容吧。

首先，幾乎所有的案例之中，都有胃藥。

接下來按照出現頻率較高的藥物排下來，分別是安眠藥、血壓藥（降血壓藥）、便祕藥（瀉藥）——這三種藥物是這幾年來堅不可摧的前三名。

再來則是止痛藥類（消炎鎮痛劑）、降膽固醇藥物（降血脂藥物）、精神安定劑（抗焦慮劑）、糖尿病藥物（糖尿病治療藥）、利尿劑、順暢血液循環藥物等等，這些也都是歷年來經常上榜的藥物。

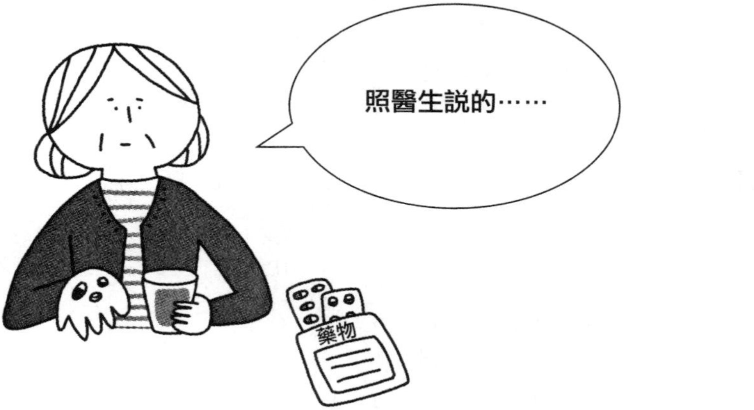

而且，只要看了列表就可以清楚知道，排名前三的安眠藥、降血壓藥、瀉藥要是只有一種，反而很稀奇。幾乎在所有的案例之中，都是開好幾種具有相同作用的藥物處方。

更不合理的就是，在老年人之中，因為服用藥物量過多而引發消化不良症狀的人數並不少。

還有很多人因為服用太多藥物而飽腹，沒辦法好好吃飯。在比較極端的案例之中，甚至還有人因此營養失調。

麻痺、疼痛、搔癢……身體不適有原因！

服用藥物，身體卻一點也沒變健康。一般在這種時候，應該都會覺得「好奇怪」吧？再說深入一點，覺得「該不會是因為藥物才讓我不健康的吧？」或許更好。

我時常接觸的老年人，都是在考慮要不要住進老人之家的人，因此實際上，他們多半都對自己的健康沒有自信。

所以，就算被醫生開了藥，就某種程度來說，也算是莫可奈何的，只不過這些人之中明顯地沒有生氣、臉色很差、脈動沒有活力、腹部鬆弛的人卻很多。

如果為了治療身體不適而每天服用堆積如山的藥物，並且持續服用了很多年，也因此恢復活力、通體舒暢、不再抱怨身體不舒服的話，確實很不錯。

然而，服用了大量藥物的老年人之中，抱怨麻痺、疼痛、便祕、抑鬱、失眠……等「全身不適」的人反而壓倒性地多。

各位讀者不覺得，這明顯地有問題嗎？

再加上服用那麼多藥物，卻仍舊無法恢復健康，患者們也應該會察覺「會不會是藥沒有用？」但是很可惜並沒有人這樣想，就是「藥物信仰」可怕的地方。

實在是很不可思議，即便不管服用多少藥物都無法恢復健康，他們絕對不會試圖減少藥量，或是乾脆停藥。

不僅如此，他們反而要求增加藥量，這總是讓我感到無話可說。

只是，這些藥物信眾當中，也有人覺得「該不會是藥效越來越差了吧」、「會不會是一直增加藥量，害我沒辦法好好服用」、「再這樣下去就不太妙了吧」等等。

只要在這種「藥物信仰」稍微減弱的瞬間乘虛而入，大概都可以找到擊破「藥物信仰」的切入點。

每天吃納豆，身體就會變健康？

倘若藥物是毒物，只要盡快停藥就好了？或許有不少人這麼認為，不過事情還是得謹慎進行。

我並不是要各位讀者立刻停藥，即使「藥物＝毒物」，還是不能將一直以來服用的藥物突然一次戒掉。

而且，要是直接這麼建議患者的話，也只會遭到患者反駁：「不，如果這樣的話，還是麻煩醫生替我增加藥量好了。」

越是長年服用藥物的人，越會對突然停藥感到心理不安，也有可能出現藥物減少的副作用（反彈）。因此，我會建議先從改善生活習慣開始。

說實話——至少在我自己經歷過的案例之中，反彈的頻率並沒有教科書說的那麼高。但是不管怎麼說，還是要慢慢減少藥量，以防萬一。

這確實需要花上一些時間，不過和突然改掉「藥物信仰」比起來，已經簡單得多了。

要說到原因，我想就是一旦改善了生活習慣，患者就可以親身體驗到心情變得格外的好。

說是說改善生活習慣，不過其實也不是多麼困難的事。

在白天的活動上，多下一點工夫，讓自己不無聊，然後盡量運動，讓白天能夠舒服、適度地疲累。另外，可以盡量在飲食上增加納豆等發酵食品。只要像這樣半強制地改善生活習慣，最快兩星期、最慢四星期之內，就會開始出現效果。

體溫會先開始升高，人也會明顯地健康起來。接著便祕也會跟著消除，晚上亦能夠熟睡了。

這麼一來，感覺舒服自然不在話下。只要體驗過一次，任誰都不會想要再恢復過去的生活習慣了。

不過在這裡，各位讀者一定要注意的，就是血壓和血糖值可能會在不知不覺間猛然降低，導致人也失去活力。顏面和下肢突然出現水腫現象，患者才在納悶是怎麼回事，血壓就突然降低了，這種情況也會頻頻發生。

我的做法是在這些症狀反覆出現的同時，視情況慢慢減少藥量。這樣的話，排名前三名的藥物當然不用說，患者都可以自然而然地免於服用幾乎所有的藥物。當然，並不是全部的患者都能在突然之間讓藥量歸零，不過至少可以大幅減少藥量。

其中，還會經常出現「奶奶的失智症痊癒了」等等在短時間之內出現判若兩人的變化，簡直就像受到上帝的眷顧似的。

但是，這並不是什麼奇蹟。

失智症當然沒有痊癒。應該說，患者本來就沒有失智症，這麼說比較恰當。

長久持續不太運動、躲在房間裡的生活，再加上大量服用藥物，自然會出現類似癡呆的症狀。

這個時候改變生活習慣，停止服用藥物，患者也只不過是恢復原本應有的狀態罷了。

藥物過多之「不幸」

各位讀者認為，日本究竟有多少種類的藥物呢？

一百種左右？當然不可能那麼少。那五百種上下？約莫一千種？或是一萬種？

實際上是超過一萬七千種，這個數字在全世界也是排名第一的。

那麼，藥物種類這麼多，算是好事嗎？

如果所有的藥物都是便宜、有效、幾乎沒有副作用的「好藥」，那就是好事。

然而現實則是玉石混淆，而且幾乎全都是「石頭」。這樣一點都不好，況且一般說來，應該會遭到「藥物種類多過頭了」等等的批判才對。

順帶一提，WHO（世界衛生組織）訂定為「日常臨床必須藥物」的「基本藥物（Essential drug）」種類，大概只有三百種，和日本醫藥品的種類數差距甚異。

事實上，WHO雖然算是國際組織，但還是有大剌剌的地方，不過基本上還是世界醫療的指標，所以算是有參考價值吧。

幾乎所有的國家都以這個WHO的「基本藥物（Essential drug）」為範本。

這些國家也會舉國推行先決定選擇藥物的優先順序，盡量將不需要的藥物整理出來刪除。這就稱為「必需醫藥品政策」，然而在日本卻從來沒有宣導過這種政策。

首先，就「存在的藥物種類數量」來說，我想各位讀者應該都知道日本是異常的。那麼，「實際消費量」呢？

有一陣子，日本其實買下了全世界克流感的百分之八十，讓全世界譁然。見微知著，就藥物消費量來說，日本絕對不容小覷。

從下頁的圖表中，各位讀者可以清楚看出，日本人大概消費了全世界六分之一的藥物，日本是個巨大的「醫藥品消費國」。

幸福？不幸？——
藥物唾手可得的國家

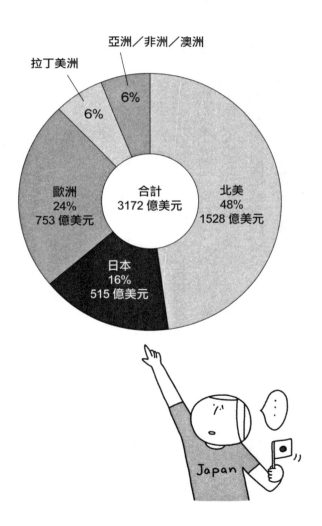

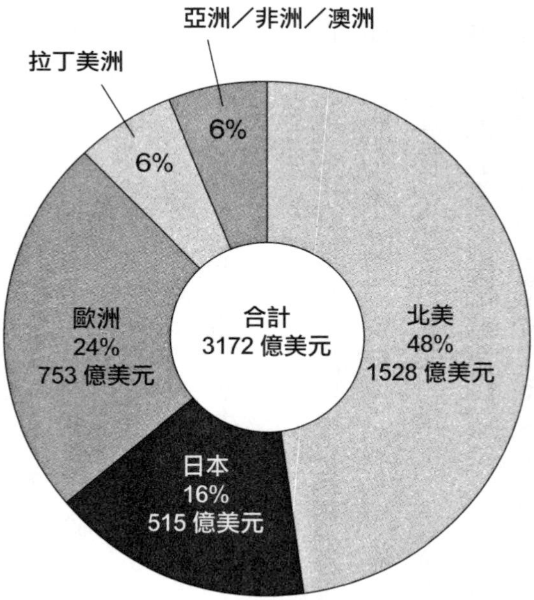

世界的醫藥品市場在二〇〇〇年的基本額是三千一百七十二億美元（用一美元約等於一百二十日圓來換算，即為三十八兆日圓），其中美國的一千五百二十八億美元（約十八兆日圓）佔全世界的百分之四十八；歐洲的七百五十三億美元（約九兆日圓）佔百分之二十四。而光是日本一個國家，就花了五百一十五億美元（六兆日圓）佔了百分之十六。

另外，統計消費量是以金額為基準來比較的，所以無法直接反應消費量。

因此，日本的藥價比其他國家昂貴得多這一點，也必須拿來做退一步的估量，即便如此，龐大的消費量還是沒有改變。

不過，「喜好藥物」並不是只有日本，而是全世界的傾向。

我在前面提到的必需醫藥品政策的國家，在全世界大約有一百六十個，可是以最近的傾向來說，每個國家（尤其是先進國家）也都為飆高的醫藥費感到頭痛。

意思就是說，即便在推行必需醫藥品政策的同時，還是很難違抗藥廠的壓力，我認為這就是現狀。

這也跟我在前面說過的一樣，是因為最近藥廠也跨越國界而「國際化」所致吧。

也就是說，用藥量過多果然還是世界性的傾向。尤其是中國的來勢洶洶，也令人瞠目結舌。

這個狀況是源自藥廠國際企業化等等各種背景。總而言之，在這之中，以既存藥物的種類和實際消費量兩者來看，日本這個國家都可說是相當了不起的「醫藥大國」。

我的興趣之一是出國旅遊，所以經常到國外去。而由於職業的關係，我都會在目的地調查當地醫療狀況。

在經歷這些經驗的同時，我也試著思考和藥物相關的種種，還是覺得「藥物信仰」第一名就是日本人。

最近，中國人——尤其是上海的人們開始喜好藥物，不過還是無法和日本人相提並論。

當然另一方面，發展中國家的人們確實也有他們的問題，即便想要也買不起他們想要的藥物。

就算把這些情況考慮在內，我仍舊覺得日本人對藥物的喜好是非比尋常的。從很早以前開始，我就覺得這是非常誇張的事態，不過卻看不見這種傾向有改變的趨勢。

長壽的人不認為「吃藥就會痊癒」

為什麼日本人會變得這麼喜歡藥物呢？

當然，藥物信仰的起源可以追溯到很早以前，不過令人意外的是，直到最近，藥物信仰才一口氣拓展開來。

最大的契機就是一九六一年的全民健保實施。也就是說，光是在短短的幾十年之間，日本就變成了無人可及的「醫藥大國」了。

那麼，為什麼全民健保會成為藥物信仰一舉擴張的契機呢？

其實，在施行全民健保的時候，政府和醫師公會（醫生）之間早已心照不宣。

一九六一年，全民健保制度施行之後，日本的醫療就成為國家醫療體系，和醫療相關的一切都能被標上公定分數＝價格。

醫生的經驗所累積的技術，以及所謂「因人施藥」的判斷能力等等本來應該是醫生發揮本領的部分，也隨之遭到漠視，壓低了分數。

而且，經驗的長短、技術的優劣也都毫無區別，全被標上一樣分數。

這麼一來，醫生當然無法接受。

這時候出現的妥協方案，就是「藥價黑洞」這個甜頭。

只要刻意提高由國家決定的藥物價格，讓醫生從批藥時的價差上賺一筆，這就行了吧！

就是這種「惡魔的誘惑」。

結果發生什麼事呢？

醫生也不能靠喝西北風過日子，所以只能製造利益生活。不開藥就沒辦法做生意，就變得更理所當然了。

接下來的情況即可推知。

「限定服用藥物的期間」、「只開必要的藥物」這種正當理論只會自掘墳墓，所以醫生們只能全都閉緊嘴巴，開出大量的藥物。

這並不全是醫生們的錯。

倘若要大幅認同醫生的技術和裁量，記分方式勢必就會變得非常複雜，而且最重要的是，政府會難以管控。

也就是說，為了讓全民健保制度單純明快，站在政府的立場，無論如何都得讓醫生接受這個「藥價黑洞」的甜頭，而漂亮地釋出善意回應的，就是日本醫師公會。

不僅如此，散佈「藥物是好東西」、「越新的藥越好」這種常識，也變成讓全民健保制度上軌道的手段。

「藥價黑洞」對政府和醫生雙方都好、萬事如意，或許是政府自己的一套理論吧。

媒體也煽動了全民健保的施行，當然，可以獲得最大好處的藥廠一定會舉雙手大力贊成。在這個節骨眼，國家和醫生、藥廠的「三方利益」就成立了。

結果，吃虧的就是我們國民。

本來近江商人身上的「三方利益」是指「賣方獲益、買方獲益、世人獲益」，可是這個和藥物有關的「三方利益」，卻忽視了「世人」。

這麼一來，日本人便被塑造為藥物信眾，陷入藥物就是「靈驗新妙藥」的錯覺之中。總歸來說，我認為現今的藥物信仰的「真面目」，就是缺乏「藥物是危險物品」這個根本的概念。

未病——在生病之前治療疾病

九成的疾病可以靠自己治好，這個說法一點也不誇張。

當然，我說的不是「自己吃藥治療所以是靠自己治好的」這種詐欺似的說法。而是如同字面上所言，九成的疾病都不需要醫生或是藥物，可以「靠自己治好」的意思。

也就是說，靠著提高自我治癒力，幾乎所有的疾病都不用仰賴藥物或是醫生，真的可以用自己的力量治癒。

不過，疾病分為「喜劇疾病」和「悲劇疾病」兩種。

這是什麼意思呢？所謂的「喜劇疾病」，就如同字面，是絕對不會成為悲劇女主角的疾病。說到悲劇女主角的疾病，橫亙古今東西，最具代表性的就是白血病，就算搞錯，也不可能會變成代謝症候群。

悲劇女主角要是得了代謝症候群，根本就不像話，而且最重要的是：即使故事在這裡結束了，也不會有「賺人熱淚」的結局。在我的周遭，這種疾病就稱為「喜劇疾病」。

當然，「喜劇疾病」並非只有代謝症候群而已。

高血壓、糖尿病、脂質異常症（高脂血症）、肥胖症、痛風、腰痛、肩膀痠痛、失眠、便祕……令各位讀者覺得「這並不是能成為悲劇女主角的疾病哩」的所有疾病，都毫無疑問地可以想為「喜劇疾病」。

話說回來，這種分類又有什麼意義呢？意義可是很大的。

因為，所謂的「喜劇疾病」，指的就是可以讓人一笑帶過的疾病，也就是只要沒有什麼大問題，就不會致死的疾病。

總而言之，這全都是原本應該輪不到醫生或是藥物上場的疾病。乍看之下，這種分類感覺很胡鬧，可是其中卻含有十分重要的意義。

然而，要是患者跑去看醫生，或是認真地服用藥物，這樣小題大作、宛如喜劇般的光景遂不斷發展，這就是現今的醫療現象。真的讓人笑不出來……

「悲劇疾病」和「喜劇疾病」也可以這麼分別：

分類一：不用去看醫生也會痊癒的疾病
分類二：看了醫生之後才會痊癒的疾病
分類三：看醫生或不看醫生都不會痊癒的疾病

這三個分類的比重是不可忽視的重點，而分類一竟然佔了九成之多！大家認知中的「疾病」當中，大約有九成是不用去看醫生就可以治癒的疾病。因此，九成疾病可以靠自己治好，就是這個原因。

說得更明白一點，就是跑醫院的患者之中，其實不需要去看醫生的患者佔了九成。

具體來說，什麼樣的疾病屬於分類一呢？舉例如下：

高血壓、糖尿病、脂質異常症（高脂血症）、肥胖症、代謝症候群、痛風、便祕、失眠、腰痛、膝痛、頭痛、抑鬱……說到這裡，我想各位讀者應該就知道了吧？分類一正是剛才提過的「喜劇疾病」。

但與其說分類一是「疾病」，不如說是「未病」——生病之前的狀態——比較適切。原因就在於，要是說成「疾病」，就會導致醫生和藥物必須出場的不必要誤解了。

分類一並不是「疾病」。

我深深覺得，應該要清楚、大聲地發表這個宣言。

不能同時服用超過五種藥物

要是醫生開的藥物處方「超過五種」，就要小心那位醫生了。

我想在各位讀者之中，也有人現在正在每天服藥，要是你被開了五種以上的藥物處方，那就要小心了。

「服用超過四種藥物的患者，處於超乎醫學的領域。」

這也是《醫生守則四二五——醫生心得集》上寫給醫生的教誨。

其實，一旦同時服用的藥物超過四種，就沒有人能預測身體中會出現什麼樣的作用、什麼樣的副作用，也沒有人能夠負責。

我剛才介紹的那句話，就是對這種極其危險的狀況發出的警告。

然而，在臨床現場，應該幾乎沒有一位醫生能夠遵守這個規範吧。

不僅如此，從剛才我舉出的老年人處方案例也不難想像，臉不紅氣不喘地開出十種，甚至超過二十種藥為處方的醫生也不少見。

這和賭博根本沒什麼兩樣，沒有比這更不負責任的情況了吧。

而且，如果賭注是「患者的健康」、「患者的生命」，賭徒可說更是惡劣了。

就是這樣，因為藥物的副作用而犧牲生命的不合理情況，才會出現。

這個「四種藥物規範」是立志成為醫生的人們一定要學習的。

回頭看看自己，我也清楚記得，在大學學過的眾多事物之中，讓我的記憶特別鮮明的，就是藥理學教授告訴我們的「四種規範」。

那是在麻醉科實習的時候。

我眼前的人在一瞬間失去了意識、肌肉鬆弛、呼吸停止的模樣，清楚地烙印在我的眼裡。

就算只是一安瓿的藥物注入體內，就會發生這麼嚴重的事。

親眼見識到這一點之後，我便可以非常真實地想像，超過四種以上的藥物同時進入體內，會造成多麼大的威脅。

後來，即便是站在臨床醫生立場的現在，我也打算愚忠地繼續遵守那名藥理學教授的教誨。

無法調整劑量的醫生比販賣機還差！

醫生其實並不是「藥物專家」。

說到底，醫學部裡幾乎沒有教授藥方的課。在我還是學生的時候是這樣，現在的狀況也似乎沒有多大的改變。

那麼，誰要當「藥物專家」呢？是藥學部的學生。

也就是說，醫生只不過是「疾病專家」，「藥物專家」則是藥劑師。醫生詳知疾病，但是對藥物並不專精；藥劑師熟知藥物，然而卻不太懂疾病。本來，醫生和藥劑師互相合作，才是醫療的分工領域，要是兩者的合作無法順利成立，就沒有意義了。然而看看現狀，合作不甚順利的案例卻很多。

因此，現在在日本服用藥物，更成了非常危險的行為。

當然，醫生可能也對自己的專精科目上使用的極少數藥物有一定程度的了解。可是，患者服用的並不是只有該科目的藥物。大量服用專精科目以外的藥物的案例，反而壓倒性地多。

這樣子的話，要是對各種領域的藥物沒有相當的知識和經驗，醫生就會嚇得沒辦法輕易開藥。

因此，我也會盡量不開藥物處方。假使開了藥物處方，我也會在精細的背景調查之後，非常謹慎地開藥物處方。對於擁有一般常識的醫生來說，這是理所當然的行為。

這個時候，最重要的一環就是「調整劑量」。

當然，醫生一定得優先考量「如何不開藥解決」，再考量「就算要開藥，該如何壓到最低限度，什麼時候停藥」。

再追加的一個重點，就是「調整劑量」。

對於現在正在服用藥物的人們來說，我想我說的這些話會讓各位有切身感受，你的主治醫生究竟有沒有因應你的狀態，仔細改變藥量和藥物種類呢？

當然，醫生得顧慮到盡快讓患者停藥，不過在開藥的期間，醫生也必須依照患者的體質、藥效、副作用程度來細微調整藥物處方。

這才是醫生發揮本事的地方。

也就是能不能在詳細觀察患者狀態的同時，隨機應變地改變藥物處方——這就是身為專業人士的醫生必須具備的能力。

能不能酌量成功，是醫生執照的價值之一，也可說是醫生展現能力的時候吧。

光是照著說明書開藥物處方，卻無法「調節劑量」的醫生，已經無法稱為醫生了。

不僅如此，要說他們比按下症狀按鈕，就可以當場、而且還正確無誤地開出藥物處方的「自動販賣機」還不如，也無可厚非吧。

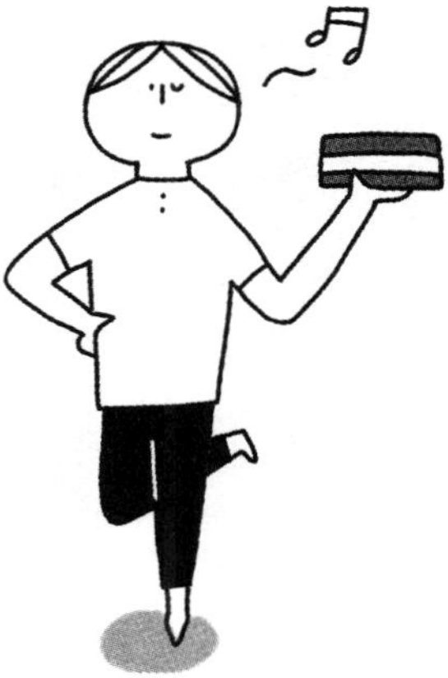

第五章

去醫院之前，你必須先知道「這個」！

傾聽自己身體的「聲音」

碰到經常服用藥物的人，我就會告訴他們「藥物是毒物」，要他們停藥——我會成為改變藥物信眾的「藥物破壞者」，只是由於一個微不足道的契機。

某位朋友在公司的健康檢查中，被指出有高血壓，並服用了降血壓藥。他本人毫不抗拒，只是乖乖地服用了降血壓藥，然而為求小心，我還是詢問了這位朋友，結果他說，開始服用降血壓藥之後，身體的狀況就變得不太好。

具體來說，就是莫名地睡不好、早上精神渙散、缺乏集中力……等等。

既然這樣的話，就不要服用降血壓藥，在改變生活習慣或是減少壓力負荷上下工夫，才是明智的辦法吧，我給了他這樣的建議。

他乖乖地遵循了我的建議。結果大概過了半年左右，他又來尋求我的意見。遵循我的建議之後，據說他的血壓數值完全降了下來，可是他找我商量的內容，才是真正有問題的地方。他的主治醫生一直叫他繼續服用藥物，完全沒打算停止開藥。

從他的雙親那一代開始，這位主治醫生就一直照顧他的家族，有一定的道義人情，所以他很難開口叫主治醫生不要開太強的藥。

「所以呢？我該怎麼辦才好？」

「要不要把藥丟掉看看？」

結果就是這樣。把藥丟掉的他立刻恢復了健康，從此之後，在他的介紹下，「就算想停藥，主治醫生還是不肯停止開藥物處方」的人們，便開始為了尋找丟掉藥物的方法而登門找我了。

哈佛大學醫學部的教授，同時也是著名作家的奧利佛・溫德爾・霍姆斯（Oliver Wendell Holmes，一八〇九～一八九四）也明言道：

「現在使用的藥物可以全丟進海底。對魚可能是個大困擾，不過對人類來說，這是最幸福的吧。」

因此，「丟掉藥物」絕對不是什麼欠缺常識的選擇，我也這麼覺得。不過話說回來，丟下海的藥物污染了魚類，人類又吃了這些魚而遭害，這種笑話也有可能發生，所以霍姆斯的忠告在現在這個時代並不適用。

總而言之，在接下來的時代中，要尋找丟棄藥物的地方更加棘手，我想就會演變為打從一開始就不要製造那麼多藥物了。

就這樣，那位優柔寡斷的朋友的事情，便成為我雞婆地對周遭的人說：「不要吃藥了」的契機。

後來，成為我的雞婆對象的人們也幾乎都在停藥之後，漸漸恢復了活力。結果一傳十、十傳百，從親戚到好朋友、朋友、朋友的朋友……等我察覺到的時候，連前不久去的老人之家的老人，也被我猛力遊說「藥物戕害」。

誰都賺不了錢——沒有人願意扮演這種角色。

而且一旦出了差錯，一定會有人在背後說壞話吧。反過來想，正是因為對象都是可以溝通的好朋友和他們的朋友，以及親戚，所以反而進行得很順利也說不定。

就這樣，一是因為沒有人做，一是為了助人，再基於個人興趣，我便一直擔任「藥物破壞者」到現在。

不過想當然耳，這開始對我的本業造成障礙，因此我最近比較收斂了一些。只是，日本人的「藥物信仰」仍舊根深柢固，所以不能就這樣棄而不管。

因此，為了取代直接到處遊說「藥物戕害」，我便寫這本書。

看過本書的讀者，就會靠自己的力量打造「不需要藥物的身體」。當這個圈子逐漸拓展到每個角落，就是我的願望了。

只有病患不知道的「醫療界黑幕」

「儘可能停止服用所有的藥物。就算辦不到，停止服用越多藥物越好。」

這也是各位讀者已經很熟悉的《醫生守則四二五——醫生心得集》中的話。

這是醫生原本該有的志向。非得經常服用藥物不可的疾病，其實沒有那麼多，這一點是我想要再三強調的。

開了藥（處方），醫生也會賺一點錢。而讓患者停藥的話，醫生則是一毛錢都賺不到。

我深深知道這一點，可是只要看見身邊有人天真地服用藥物，我體內的「雞婆蟲」就會忍不住蠢蠢欲動起來，然後要求對方停止用藥。

就這樣，到目前為止，在我身邊已經幾乎沒有吃藥的人了。

對藥廠來說，我一定是瘟神吧，但我也不是全盤否定所有的藥物。

我只是否定多餘的藥物和多餘的用藥方法（尤其是經常服用）而已。

就像我在第一章提過類固醇的必要性一樣，我也打算偶爾說說必須用藥的場合。

另一方面，究竟為什麼幾乎沒有人會說出關於「藥物」的真相呢？只要是觸及「藥物」的話題，或許都可以說是醫療界的禁忌。

最擅長「抨擊醫生」的媒體也對藥廠帶有莫名的好感。政治家和政府也一樣，而醫生公會和偉大的醫生們亦然。

尤其是我們醫生在開藥物處方的同時，也消費藥物，基本上來說，我們是患者唯一的支柱，只有我們才說得出的話、以及我們非說出來不可的話，應該有很多才對。

然而，每個人卻都閉口不說真話。不僅如此，大家還不斷地開藥物處方，肥了藥廠的肚皮。

這是非常誇張的事態，但是在現實中卻完全站得住腳。

在這樣的現實之中，站在醫生的立場說真心話，將真相傳達出去，對我來說可算是唯一的救贖。

醫生什麼時候會「後悔」？

我也算是醫生，所以從過去到現在，我開過非常多死亡診斷書。

雖然沒辦法記得全部的姓名，但是每一位患者的模樣和聲音，直到現在都還清楚地烙印在我的腦海裡。

不只是我，我想每位醫生都一樣。開立死亡診斷書是相當沉重的，所以醫生絕對沒辦法忘記自己親手開出死亡診斷書的患者。即便經過了好幾十年，還是會鮮明地夢見他們。

說實話，其中也有後悔。

是不是不要用那種藥，會比較好呢？會不會是因為我用了那種藥，才提前了患者的死期呢？

還有，就算沒有過世，但是差一點點就會有危險的那種，所謂的「醫療事故」，也不是只發生過一、兩次。只能說是偶然的幸運的恐怖戰場，我也經歷過不少次。

其中，很多都是和藥物有關的，而且並不是：「是不是用那種藥比較好？」全部都是：「是不是不要用那種藥比較好？」

進入一個組織，以一名成員的身分深入其中之後，就算有志向，要特立獨行也是相當困難的。

在使用藥物已經成為理所當然的醫療界，不使用藥物的自己要失去立足之地並不用花太久的時間。經過了這一切，我在一九九三年離開了臨床現場。

在周遭的人眼中，這或許是「被淘汰了」。

不過，我還是認為藥物無法治療疾病。

我說過很多次，使用藥物基本上是很危險的。因此，醫生必須用心盡量不使用藥物才行。這是我的信念，無論是現在還是過去，都不曾改變。

那麼，我會覺得身為醫生的我能做的，就是至少中止熱過頭的藥物信仰，或許也是自然的走向。遵循這個走向的結果，讓我寫了這本書。

「製藥公司開發新藥」的另一個理由

日本有大量連名字都記不得的藥物，不過更令人驚訝的是，直到現在，藥廠仍舊專心致力於開發新藥。

話說回來，製造新藥在現在是非常困難的。技術困難自然不用說，還必須花費龐大的時間（工夫）和費用。

順帶一提，要研發一種新藥需要花費的時間是十到十五年，費用則是大約數百億到上千億日圓。

這麼一來，對藥廠來說，研發新藥就好比一個非常大的賭注一般，贏了賭局就發大財，輸了賭局就破產或大幅裁員。

在新藥撥雲見日獲得認可之前，一定會經歷超乎想像的迂迴曲折之路，藥廠尤其是和開發新藥相關的研究人員們，無疑也非常用心。

而得到公開承認、開始販賣之後，站在企業的角度，就得開始回收過去投注的龐大資金，不然經營就不成立了。

在這樣「為了販賣而販賣」，猛踩油門全速前進之下，要藥廠在這裡踩煞車，根本是不可能的。更何況要是在發售後沒有遇到必須回收產品的問題——這才是攸關企業生死的問題，所以他們只能選擇向前直衝了。

藥廠也是企業，並非聖人君子的志工，因此他們也要追求利益。這些情況、想法我都非常清楚。

可是，這仍舊只是企業理論，和患者一點關係都沒有。

說到底，無論是哪一種企業都必須面對道德問題，然而和人命相關的藥廠卻滿心只想追求利益，這真的只能說太過分了。

為什麼日本是「世界第一藥物大國」？

藥賣不出去就無法經營下去的，並不只有藥廠，藥廠會因為其獲利而帶來超乎各位讀者想像的影響。比方說大學的研究室，一直受到藥廠高額捐款，倘若藥廠不賺錢，研究費就沒有保障了。

現在，光靠大學負擔研究費是不可能的。要是不從藥廠得到一些捐款（研究費），根本沒辦法持續進行像樣的研究。也就是說，藥廠和大學的研究室是同舟共濟的。

特別是最近流行的贊助講座等等，更會直接受到影響。不用說，因為講座要在企業的贊助下才能成立。

這麼一來，大學，也就是研究人員（科學家）要批評藥廠（藥物），就變得十分困難。當然不用為了批評而批評，不過就連做出正當的評價都很困難。

依賴藥廠的當然不是只有研究人員而已。

政治家和官員們也一樣。

誰都不想失去高額的政治獻金，或是安穩的下一份工作。選舉的資金、票數，以及下一個飯碗，只要直接談到和自身經濟有關的問題，直言正論就會立刻被驅逐，這就是現實。

媒體也不例外。

要是激怒了藥廠這個大贊助商，媒體就沒有明天了。因此，對於和「藥物信仰」相關的新聞和批評，幾乎都被抽掉了。

這麼一來，最後吃虧的永遠都是什麼都不知道的一般國民了。

爲什麼一點都沒恢復健康呢？

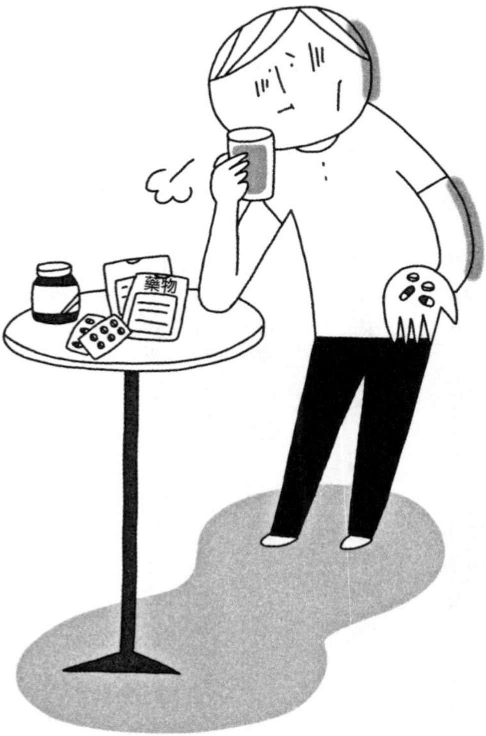

大型製藥企業和健康的關係

看看其他國家，又是什麼模樣呢？

其實，即便環顧全世界，也沒有什麼桃花源。世界各國——尤其是先進國家——無可否認都和日本有著相同的傾向。拚命追逐利益的藥廠和圍繞著藥廠的大學、政治家、官員、媒體，這種架構在每個國家都看得到。

藥廠資本就是國際化、巨大化到這種程度。像這樣的藥廠，就稱為「大型製藥企業」。

大型製藥企業正是「負傷的格烈佛」。花費龐大的時間和金錢參與新藥開發這個大賭博，拚死拚活才能維持其巨大的身體，殘存下來。

這並不是一家製藥企業的地緣問題。就如同我剛才說過的一樣，現在光是製造一種新藥，就得賭上整個公司的存亡，開發藥物的過程變得困難重重，我想這也是很大的原因。

我絕對不是幫藥廠說話。可是，不管願不願意，現在的藥廠都只能背負著「負傷的格烈佛」的宿命。

這麼一來，藥廠巨大化不會只對一個國家帶來影響，而會拓展為世界規模。而最嚴重的就是，連君臨天下的ＷＨＯ都沒辦法對這個「負傷的格烈佛」說什麼。

其中一個例子，就是我在第一章也提到過的對於高血壓的指令。

國際高血壓學會頻頻改變基準，甚至下達讓我看了之後滿腦子問號的目標：在二〇〇四年，六十五歲以上人士的收縮壓要低於一百三十九，舒張壓要以八十九以下為目標；未滿六十五歲的人士，收縮壓不能超過一百二十九，舒張壓則不超過八十四，這我也在前面說過了。

為這種跟詐騙一樣的規定背書的，就是ＷＨＯ。其背後就是對ＷＨＯ施加壓力的大型製藥企業，這個誇張的強權。

將這些事態綜合起來思考的話，得到的結果就是——總而言之，他們全都同舟共濟，並且嗜財如命吧。

到了現在，藥廠就是「負傷的格烈佛」，誰都沒辦法好好對付這種性情大變的藥廠。現今社會對於稍微妨礙藥物的流通都感到害怕，導致什麼都辦不到。

世風日下，醫心不在？

我自己過去也是研究人員。

當時，不受任何人左右，只遵從良心探究真相，並將知道的結果毫不保留地發表，是非常理所當然的事，可是到了現在，或許有些部分已經不太一樣了。

沒有錢就不能做研究，這是事實。就算正氣凜然地高喊要探究真相，沒有錢還是萬萬不能。無論是多出色的研究機關，也都不過是「空中樓閣」。

我不太想灌輸各位讀者這種想法，不過這就是現實，我也沒辦法。

連全世界最有名、最具權威的醫學雜誌（科學雜誌）上刊載的論文，都不斷地遭人懷疑是不是竄改過資料？是不是藥廠的「金援」，也就是和贊助商掛鉤的「拍馬屁文章」？

當然幾乎全都不是，但是很遺憾，也不能說完全沒有。

這種事情是無法用一般的常識來思考的。

更誇張的就是，竄改資料並不是單純的個人行為，而是整個組織的時候也不少。

實際上，我自己也曾經在某個超有名藥廠，聽見新藥開發部長堂而皇之地親口告白竄改的事實。那時我才知道，這在業界並不是什麼稀罕的事。

這樣子的經歷，也是讓我投身於「藥物破壞者」行動的一大動機。對於竄改的事實恬不知恥，大模大樣地在人前說出來。將新藥開發部長這個重責大任交給抱著這種心態的人，藥廠全盤商業導向的體質，也讓我心生很大的疑問。

那麼，我們到底該靠什麼根據相信什麼才好呢？

病人就是這樣產生的！

讓我把話題帶回去一些吧。對人類來說，藥物本身是不可或缺的。負責研究開發的藥廠本身，應該也是不可或缺的。

我在第一章提過了類固醇和抗生素的存在意義，彷彿救世主一般優異的藥物不只有這些。

我們能夠不為疼痛擔驚受怕，安心地接受手術治療，就是拜「麻醉藥」所賜。

或者，光是靠補充胰島素，一型糖尿病就不再是不治之症了。

像這樣，藥物之中也有「不可或缺」的，這是事實，不過相對來看，不需要的藥物太多了，這也是事實。

然而，在現在這個時代，要是不連這些不需要的藥物一起賣，好的藥物、人們真正期待的藥物就會永遠處於研究開發中，這也是不爭的事實。

要光靠單純地想要拯救為病魔所苦的人們這種純潔的人道想法製造藥物，已經難如登天了。

說得簡明扼要一點，就是現在的藥廠必須要靠販賣不需要的藥物賺大錢。也就是說，藥廠需要擁有清濁同流的強悍。

其中一個條件，就是讓服用這些不需要藥物的患者佔全世界的大多數。或是建立輕易將「患者」等於「病人」的架構。

ＷＨＯ、政府、政治家、了不起的官員們、媒體……或許就是為此而存在的。他們從旁協助，建立讓藥廠賺錢的「規範」順遂地推向全世界、全國上下的社會。

我認為就是因為這樣，現況才會和當初創業的初衷大相逕庭。藥廠也為了公司的永續而拚命，將「能不能賺錢」擺在最優先地位，早已沒有餘力，更別說是助人了。

正所謂疾病是「做出來的」，而藥物是「被灌的」。我們就住在這種本末倒置的世界裡。

治療疾病，只要恢復平常心

到此為止，我說的都是藥物，不過在這裡說的「藥物」，指的是「西藥」。

也許有人會問：「那漢方藥呢？」所以我得就這一點稍微說明一下。

從結論來說，漢方藥也有副作用。另外，漢方藥也隸屬於對症治療，因此為了「暫時應付」而服藥這一點，和西醫一樣。

一般來說，和西藥比起來，漢方藥的副作用比較少，或是比較緩和。當然，就算如此，也不能一直持續服用。即使是中藥，也是「毒藥」，這是沒有差別的。

在這裡，我必須多做一個附加說明。

那就是「中醫處方藥」。

我一直不斷重複地要各位讀者不要吃藥，不過「中醫處方藥」則是例外。原因就在於：「中醫處方藥」是能夠提高自我治癒力的優秀藥方。

在「易筋功」的地方小小露臉的「中醫」，是「中國傳統醫學」的簡稱。也就是中國自古流傳下來的傳統醫學，是以龐大的經驗值為根據的卓越醫學。

中醫的思考方式基本上就是「氣」。

以氣變虛、氣的流動變弱，人就會生病這個想法為中心，為了治療疾病，就要將氣恢復成「原本的樣子」。

沿襲這種治療法的，就是中醫學。

另外，所謂的漢方，原本是從中國傳來的，不過其交流也在江戶時代斷絕。從此之後，中國（中醫）和日本傳統醫學（漢方）就走上了各自的道路，到了今天，已經似是而非了。

舉例來說，漢方（我想說是日本傳統醫學也無妨）會就症狀和病名考量治療法，但是中醫（中國傳統醫學）會因應原本的體質，再加上患者現在的氣場狀態來思考治療法。

因此，漢方便和西醫一樣，是對症治療，中醫則和西醫不同，是治本為目的。

「中醫處方藥」是以中醫的想法為基準，一邊診察患者，一邊組合適合這個人現在的狀態的生藥為處方。

然後，頻繁地追蹤一到兩星期左右，再配合當時的情況思考處方，細微調整劑量和處方內容。換句話說，就是配合身體狀況細微「調整劑量」。

畢竟是配合每位患者的個別狀況想出來的處方，「中醫處方藥」幾乎沒有副作用，而且是藥效非常值得期待的藥物。

不過，就算是「中醫處方藥」，也不應該長期服用。

當然，服藥的目的是提升自我治癒力（氣），可是說到底，靠自己的力量來提升自我治癒力，我認為才是自然的想法。

附帶一提，中醫的根源——中國，有兩種醫生。

一種是西醫師，和日本一樣，是以西醫為本的醫生。而另一種則稱為中醫師，是遵循中醫的想法進行治療的醫生。在中國社會，是能夠善用這兩種醫學的優點的。

中國的人們就算沒有生病，也經常會在季節更替的時候去造訪中醫師，並且在獲得飲食指導的同時，拿適合自己的中醫處方藥。

在季節更替的時候，人的身體容易出狀況，身體的節奏也會因為季節不同而有微妙的差異。在這樣的考量下，根據指導改變飲食，同時為了以防萬一，暫時（兩到三星期）服用中醫處方藥來調身體，是中國自古以來的習慣（智慧）。

各位讀者不覺得這是非常棒的習慣（文化）嗎？每當我去中國，我都會羨慕得不得了，試圖將這種好的風俗習慣（智慧）引進日本。

另外，據說考取中醫師執照的方法比考取西醫師執照難得多。

在日本，也有人克服了這個超難關卡，考取中醫師執照，不過人數極其稀少，而且光是擁有執照，其實是不能在臨床派上用場的。

如果不跟著一個有實力的老鳥中醫師學習，並且至少累積十年以上的臨床經驗，實在無法獨當一面，這就是中醫的困難和深奧之處。

從今天起，開始「延長健康壽命」的生活吧！

古今中外，藥物和醫生超乎必要地受到感謝的社會，似乎都不是世人期望中的社會。

原因就是，藥物和醫生越受歡迎，就表示病人有越來越多的傾向。

巧合的是，在一六七三年，醫學開始走向將人類的身體視為機械，並試圖利用物質治病這個錯誤方向的時代風潮之中，法國的莫里哀寫了《沒病找病》，讓其中的登場人物說了這麼一句話：

「大部分的患者都不是因為疾病而死，而是因為藥而死。」

倘若依照如此狠毒批判社會現象的莫里哀的話，藥物大賣的現今日本或許可說是相當惡質的社會。

日本的藥物銷售市場是全世界排名一、二的，這我已經重複說過很多次了。

對於藥廠和與藥廠有利害關係的官員、教授們來說，日本這個國家可能是不可多得的天堂。包含國際化企業在內，外國的藥廠也都把日本視為絕佳的市場，虎視眈眈地盯著我國。

可是我不得不說，日本這個給人添盡麻煩的國家，對我們來說卻是距離理想越來越遠的不合理、不健康社會。

然而，日本國民之中，還有很多人悠哉遊哉地認為自己的國家充滿了最先進的醫療，說不定還覺得很自豪。但是從外國人的眼光來看，日本人被視為非常「奇怪的民族」。

當然，對海外的藥廠來說，被視為非常「有賺頭的國民」，也是無可厚非的。

就算持續當個「有賺頭的國民」，我們也無法獲得任何東西。

不僅如此，說不定還會縮短自己的壽命。

我真摯地希望，在因緣際會之下拿起這本書，並看到最後的各位讀者，能夠健康而長壽。

為此，我們醫療人員和政府就必須提出健全的提案，可是很遺憾，就算出了什麼錯，法律禁止販賣和服用藥物這種事情，也是永遠不可能發生的吧。

這樣子的話，我們就只能一一改變自己的想法、拋棄藥物信仰、自立自強來保護自己了。

不過樂觀地想想，下述的內容是否也有可能呢？

也就是每個人先感受到停止長期服藥的益處，盡量不要依賴藥物生活，進而延長健康壽命，只要能理解這一點，社會全體也會自行改變吧。

未來，日本醫療會如何演進呢？掌握決定權的就是我們每一個人。

謝詞

倘若這本書大賣，應該會有不少人感到困擾。但是，卻沒有多少人會回頭去看看，光是因為藥物而被奪走性命，或是縮短性命的人數已經成長到一個龐大的數字了。

因此，為了保護自己的生命，各位讀者一定要讓更多人閱讀這本書。

我能將患者們和我懇切的想法和心情整理成一份原稿，其實得到了很多人的大力相助。

特別是總是嚴厲地糾錯的橋本豪醫生、山口正茂醫生、沼田光生醫生、谷口一則醫生、孫永寧中醫師、牟曉陽中醫師，以及「e－診所」的職員、「小歇森林」的職員、「幸福堂」的職員、「京都氣功學院」的職員。我想利用這個篇幅，來訴說對他們的感謝。

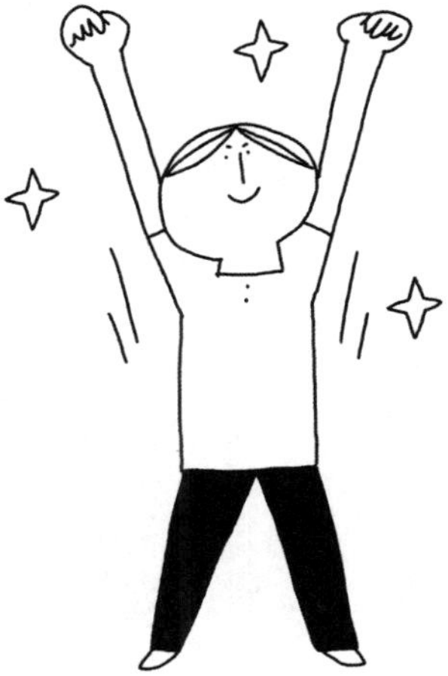

國家圖書館出版品預行編目資料

90%的藥都不能吃：日本權威名醫教你打造一輩子不必吃藥的身體/ 岡本裕著；羊恩媺譯. -- 初版. -- 臺北市：平安, 2011.8　面；公分. -- (平安叢書；第369種　真健康；13)
譯自：一生、「薬がいらない体」のつくり方
ISBN 978-957-803-804-2（平裝）

1.健康法

411.1　　100013081

平安叢書第369種

真健康 13

90%的藥都不能吃

日本權威名醫教你
打造一輩子不必吃藥的身體

一生、「薬がいらない体」のつくり方

作　　者—岡本裕
譯　　者—羊恩媺
發 行 人—平　雲
出版發行—平安文化有限公司
台北市敦化北路120巷50號
電話◎02-27168888
郵撥帳號◎18420815號
皇冠出版社(香港)有限公司
香港銅鑼灣道180號百樂商業中心
19字樓1903室
電話◎2529-1778　傳真◎2527-0904
總 編 輯—許婷婷
美術設計—王瓊瑤
審　　定—賴冠岐
印　　務—林佳燕
校　　對—陳秀雲・鮑秀珍・尹蘊雯
著作完成日期—2007年
初版一刷日期—2011年8月
初版十四刷日期—2023年5月
法律顧問—王惠光律師

讀者服務傳真專線◎02-27150507
電腦編號◎524013
ISBN◎978-957-803-804-2
Printed in Taiwan
本書定價◎新台幣250元/港幣83元